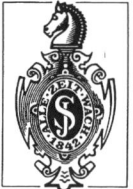

Fachschwester Fachpfleger

Operative Medizin

Herausgegeben von
G. Gille · Essen B. Horisberger · St. Gallen
B. Kaltwasser · Duisburg K. Junghanns · Heidelberg
R. Plaue · Mannheim

W. Saggau T.-R. Billmaier

Herz- und Gefäßoperationen

Weiterbildung

Mit 110 Abbildungen

Springer-Verlag
Berlin Heidelberg New York 1979

Priv.-Doz. Dr. med. Werner Saggau
Frau Traute-Renate Billmaier
Klinikum der Universität Heidelberg
Zentrum Chirurgie
Abteilung Thoraxchirurgie
Schwerpunkt Herzchirurgie
Im Neuenheimer Feld 110
6900 Heidelberg 1

ISBN-13:978-3-540-08735-9   e-ISBN-13:978-3-642-95320-0
DOI: 10.1007/978-3-642-95320-0

CIP-Kurztitelaufnahme der Deutschen Bibliothek. *Fachschwester, Fachpfleger.* – Berlin, Heidelberg, New York:
Springer. Operative Medizin/hrsg. von G. Gille . . .
NE: Gille, G. [Hrsg.]
Herz- und Gefäßoperationen: Weiterbildung/W. Saggau; T.-R. Billmaier. – 1979
NE: Saggau, Werner [Mitarb.]

Vorwort

Diese Operationslehre dient der unmittelbaren Information der auf
dem speziellen Gebiet der Herz- und Gefäßchirurgie tätigen Opera-
tionsschwester. Es wurde versucht, die einzelnen Operationsverfahren in ihrem chirurgischen Ablauf in knapper und verständlicher
Form darzulegen.
Pathophysiologie und Klinik der angeborenen und erworbenen
Herzfehler sowie der Gefäßerkrankungen erfuhren nur soweit eine
Erwähnung, wie es für das Verständnis des Operationsablaufes
notwendig erschien. Es kann die Hauptaufgabe dieser Operationslehre nur darin bestehen, die verschiedenen Operationsverfahren im
Grundprinzip aufzuzeigen, da in den einzelnen Herz- und gefäßchirurgischen Zentren Unterschiede bestehen, sowohl den Opera-
tionsablauf als auch z. B. das Nahtmaterial betreffend. Der Text ist
möglichst kurz und prägnant gehalten, um in Kombination mit den
Abbildungen eine rasche Orientierung zu ermöglichen.
Dank schulde ich Herrn Gattung für die Zeichnungen, die in
künstlerisch ausgewogener Vereinfachung das wesentliche hervor-
heben. Dem Verlag danke ich besonders für seine Großzügigkeit,
den Text ausreichend mit Abbildungen versehen zu haben. Text und
Bild zusammen ermöglichen erst das Verständnis für die besonders
am Herzen teilweise komplizierten Operationsabläufe.

Heidelberg, im Januar 1979   W. Saggau

Inhaltsverzeichnis

Allgemeiner Teil – Gefäßchirurgie

Spezieller Teil – Gefäßchirurgie

Spezieller Teil – Venenchirurgie

Allgemeiner Teil
Herz- und Gefäßchirurgie

1 Instrumentarium für Herz- und Gefäßchirurgie

Es werden nur spezielle herz- und gefäßchirurgische Instrumente angegeben und auf eine Darstellung der aus der Allgemeinchirurgie bekannten Instrumente (Klemmen, Haken, Scheren, Pinzetten usw.) verzichtet, die auch auf ein herz- bzw. gefäßchirurgisches Sieb gehören.

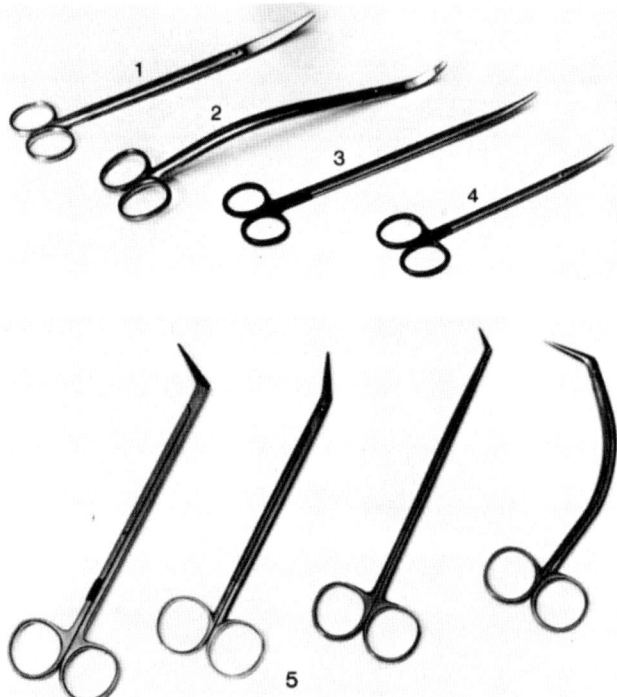

Abb. 1.1. Scheren. *1* Aortenschere zur Exstirpation besonders verkalkter Aortenklappen, *2* Mitralschere zur Exstirpation der Mitralklappe, *3* Feine lange Präparierschere für das Präparieren in tiefen Operationsfeldern, *4* Kurze feine Präparierschere für das Präparieren an den Gefäßen, *5* Pott'sche Scheren mit unterschiedlich abgewinkelter Schneide

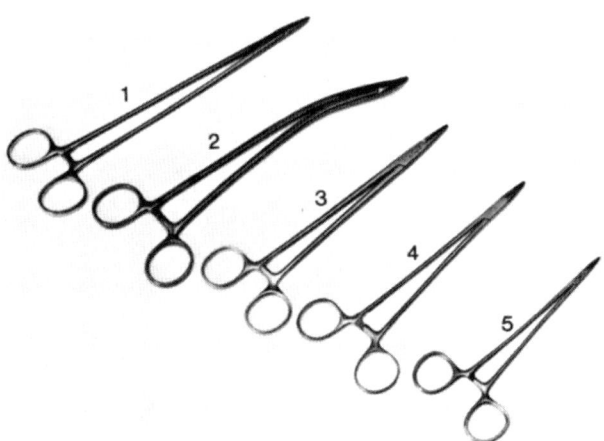

Abb. 1.2. Nadelhalter. *1* Langer kräftiger Nadelhalter zum Einnähen von Herzklappen, *2* Abgewinkelter Nadelhalter zum Nähen in schwierigen Positionen, z. B. bei Mitralklappenersatz oder zum Einnähen von Gefäßprothesen beim thorakalen Aortenaneurysma, *3* Langer feiner Nadelhalter zum Nähen im tiefen Operationsfeld, *4* Mittlerer feiner Nadelhalter zum Nähen im oberflächlichen Operationsfeld, *5* Kurzer feiner Nadelhalter zum Nähen mit feinstem atraumatischen Nahtmaterial

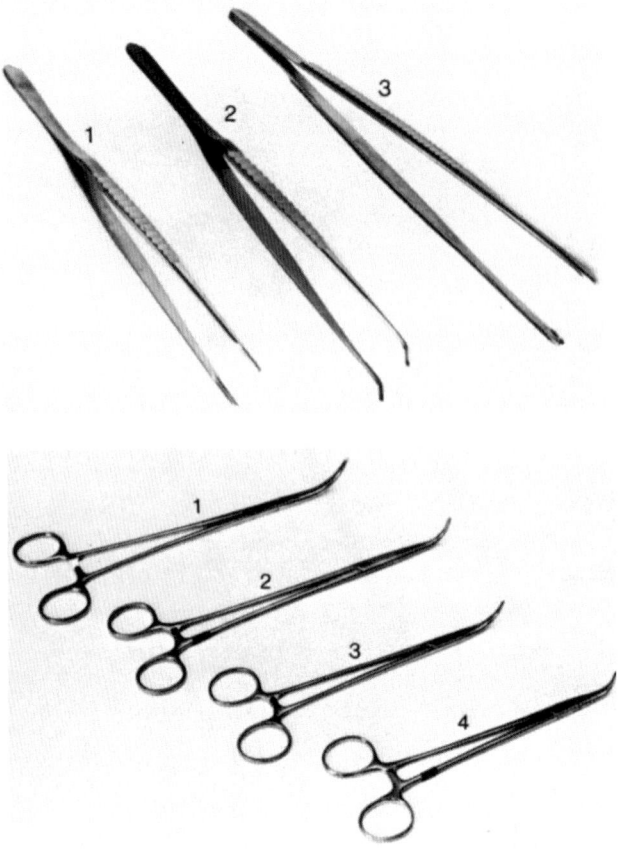

Abb. 1.4. Overholtklemmen. *1* Großer Overholt zum Anschlingen und Ligieren von Gefäßen, *2* Langer rechtwinklig abgewinkelter Overholt zum Unterfahren und Anschlingen von tiefliegenden Gefäßen (z. B. Ductus Botalli), *3* Kleiner feiner Overholt zum Anschlingen kleiner Gefäße, *4* Kleiner rechtwinklig abgewinkelter Overholt zum Anschlingen kleiner Gefäße

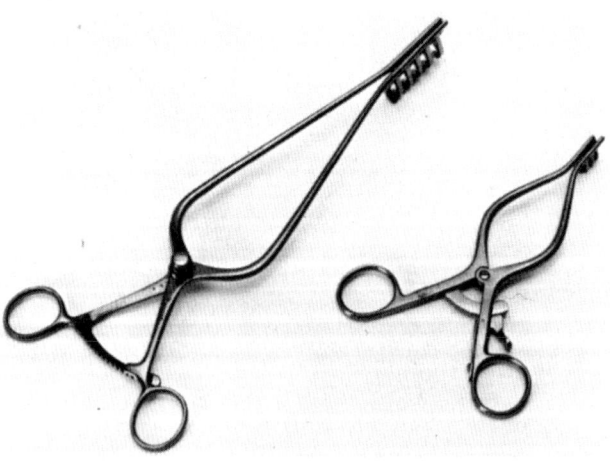

Abb. 1.5. Wundspreizer. Großer und kleiner selbsthaltender Spreizer

Abb. 1.3. Pinzetten. *1* Atraumatische Pinzette (Ausführung in verschiedenen Längen) wird immer beim atraumatischen gewebsschonenden Arbeiten benutzt, *2* Pinzette mit abgewinkelter Spitze zum Fassen von Gewebe in schwierigen Positionen (z. B. für das Vorziehen der Pulmonalklappensegel bei der Kommissurotomie), *3* Rushin-Pinzette mit breitem gezackten Maul zum Fassen von Muskulatur (z. B. Infundibulektomie, Entfernen von Klappenkalk)

←

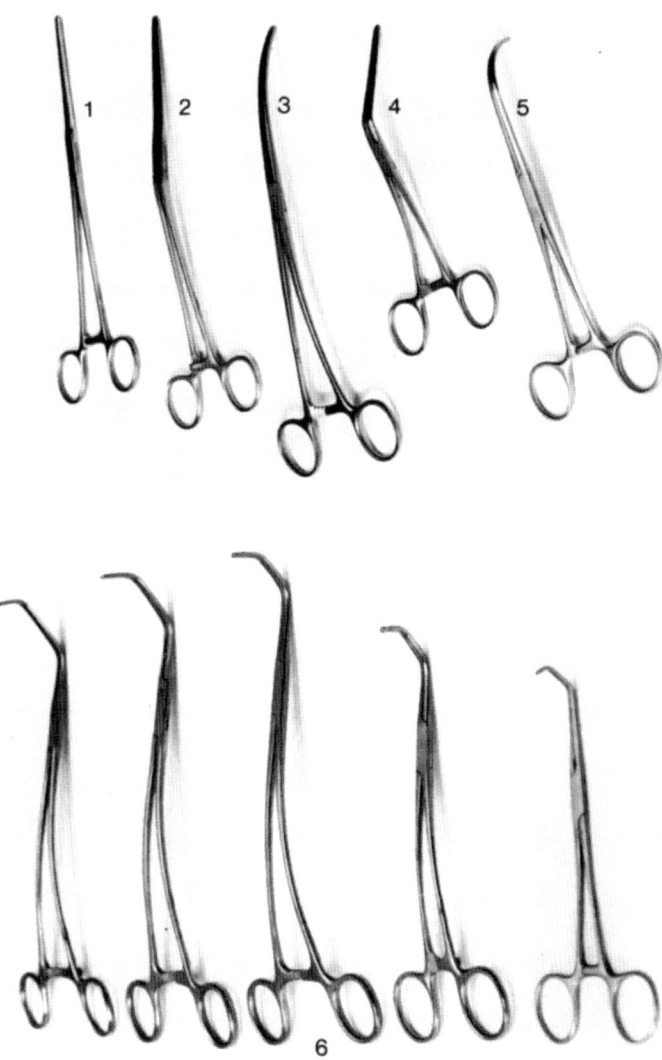

Abb. 1.6. Atraumatische Gefäßklemmen. *1* Gerade Gefäßklemme zum Abklemmen von großen Gefäßen (z. B. Aorta thoracica bei der Isthmusstenose, Aorta abdominalis beim Bifurkationsbypass), *2* Abgewinkelte Gefäßklemme zum Abklemmen großer Gefäße (z. B. Beckenarterie, Femoralarterie), *3* Gebogene Gefäßklemme zum Abklemmen großer Gefäße in tiefliegendem Operationsfeld (z. B. Aorta thoracica und abdominalis), *4* Abgewinkelte (= 120° Klemme). Gefäßklemme zum Abklemmen im Bereich aller Arterien- und Venenabschnitte, *5* Abgerundete Gefäßklemme (= Profundaklemme). Zum Abklemmen der Arteria femoralis profunda, *6* Satinsky Klemmen verschiedener Größe zum tangenitalen Abklemmen großer und kleiner Gefäße.

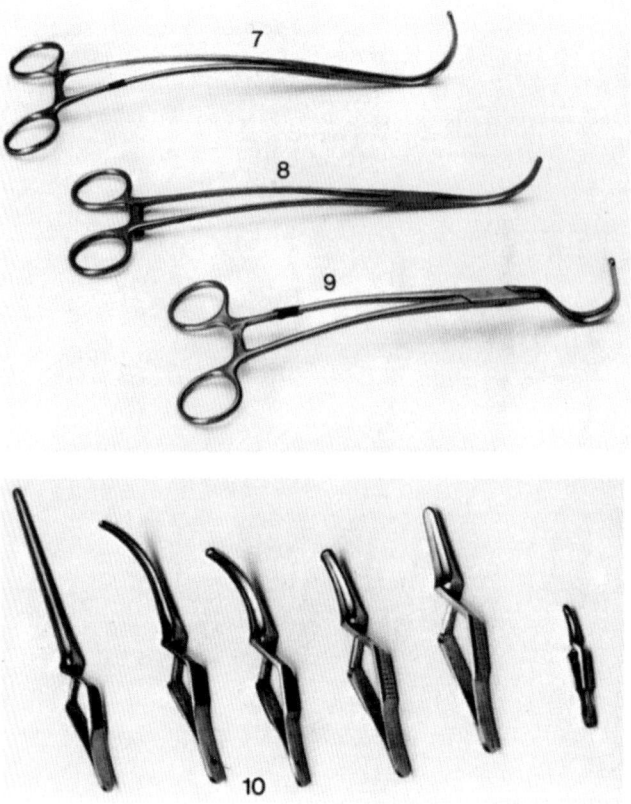

Abb. 1.6 (Fortsetzung)
7 Dissektor zum Umfahren und Anschlingen großer Gefäße (z. B. obere und untere Hohlvene beim extrakorporalen Kreislauf, 8 Halbrunde Gefäßklemme zur tangenitalen Abklemmung eines Teils des Vorhofs zur venösen Kanülierung (s. 4.1), 9 Aortendissektionsklemme zum tangentialen Abklemmen der Aorta für die arterielle Kanülierung (s. 4.1), 10 Bulldogklemmen verschiedener Größe und Biegungen zum Abklemmen arterieller Seitenäste

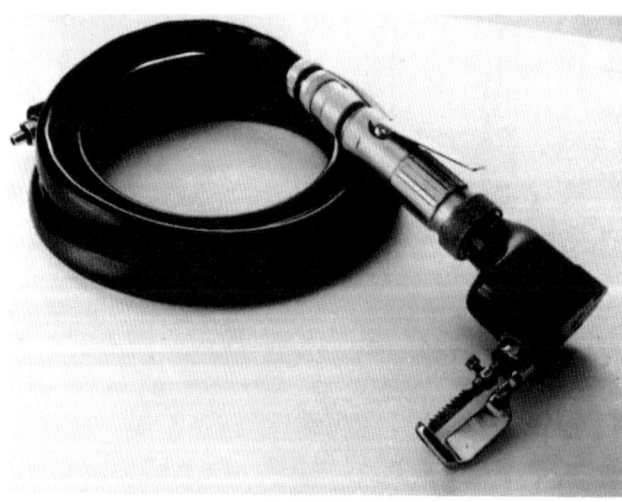

Abb. 1.7. Elektrische oszilierende Säge zum Durchtrennen des Sternums

Abb. 1.8. Dilatatoren. Tubbs (geschlossene Form) und Gerbode (offene Form) Dilatator zur geschlossenen Kommissurotomie der Mitralklappe (s. 13.1)

Abb. 1.9. Wundhaken. a Großer und kleiner Vorhofhaken zum Aufhalten der Vorhofsinzision (Verschluß eines Vorhofseptumdefektes s. 11.2, Mitralklappenersatz s. 13.2), b Großer und kleiner Haken zum Aufhalten der Aortenwand (Aortenklappenersatz 13.3)

Abb. 1.10. Koronarbesteck. *1* Pott'sche Scheren mit unterschiedlich abgewinkelter Schneide zur Erweiterung der Koronararteriotomie, *2* Feinste Nadelhalter zur Anastomosierung des Venentransplantates (14.1), *3* Feinste Anatomische Pinzette zur Durchführung der koronaren Anastomose. *4* Spezielle Bulldogklemmen zum Abklemmen der Koronararterien. *5* Feinste Silbersonden mit verschiedenem Durchmesser (1–2 mm) zum Sondieren und Dilatieren der Koronararterie

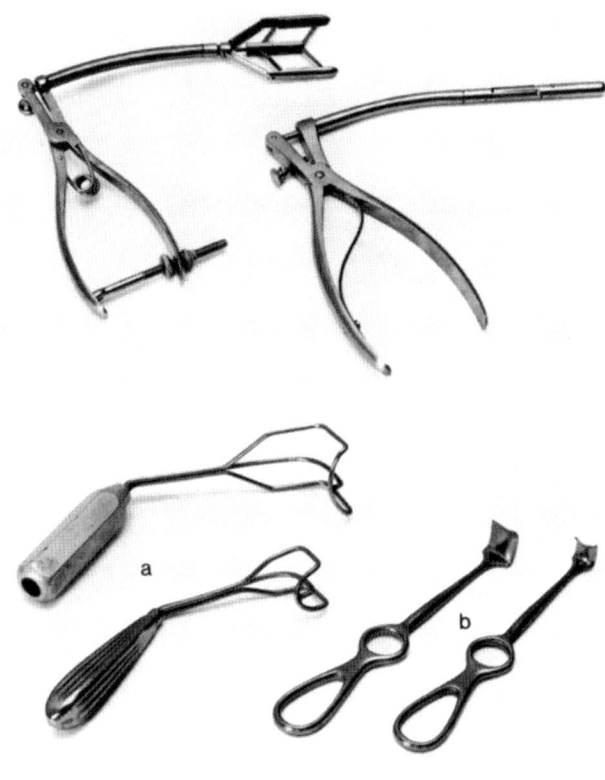

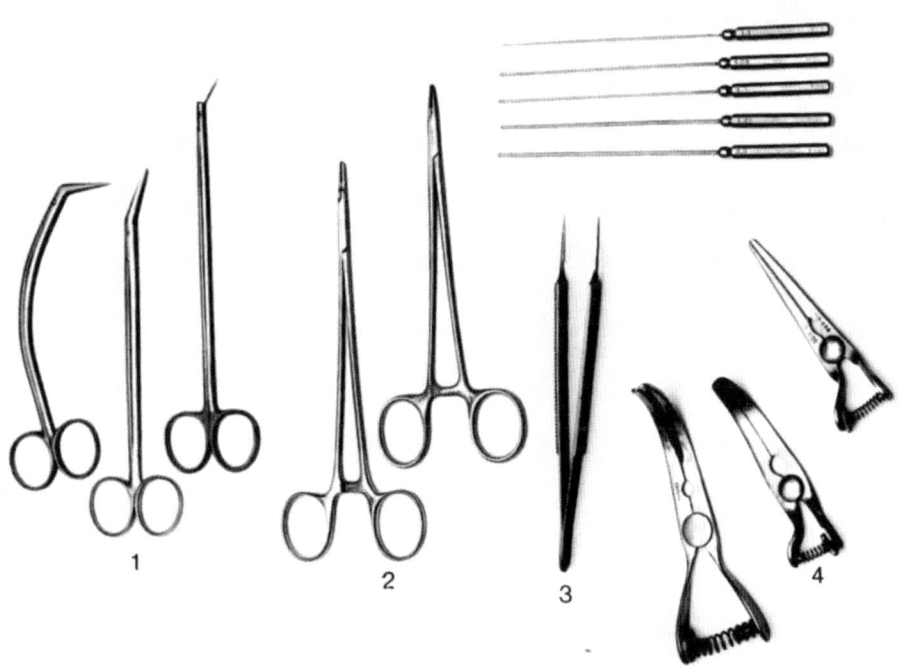

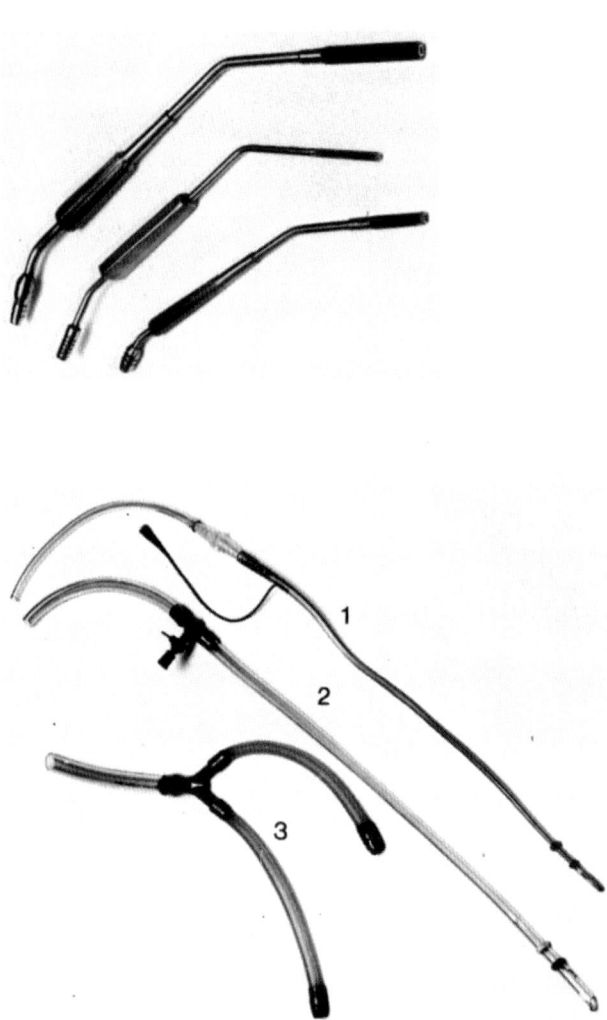

Abb. 1.11. Koronarsauger verschiedener Länge und Durchmesser zum Absaugen des heparinisierten Blutes während des extrakorporalen Kreislaufes

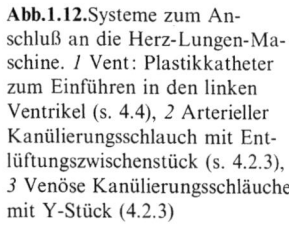

Abb.1.12. Systeme zum Anschluß an die Herz-Lungen-Maschine. *1* Vent: Plastikkatheter zum Einführen in den linken Ventrikel (s. 4.4), *2* Arterieller Kanülierungsschlauch mit Entlüftungszwischenstück (s. 4.2.3), *3* Venöse Kanülierungsschläuche mit Y-Stück (4.2.3)

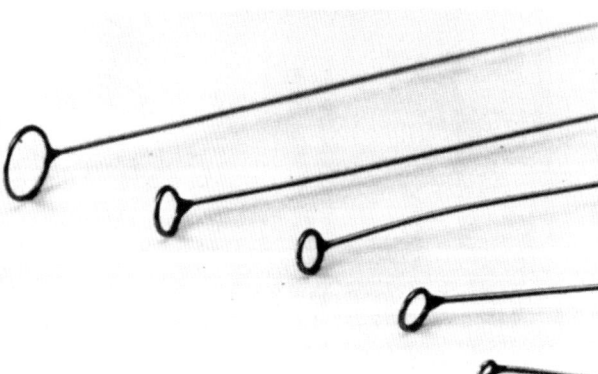

Abb. 1.13. Ringstripper. Die sogenannten Heidelberger Ringstripper mit einem Durchmesser von 3–12 mm haben am Ende einen schrägstehenden Ring zur spiraligen Desobliteration

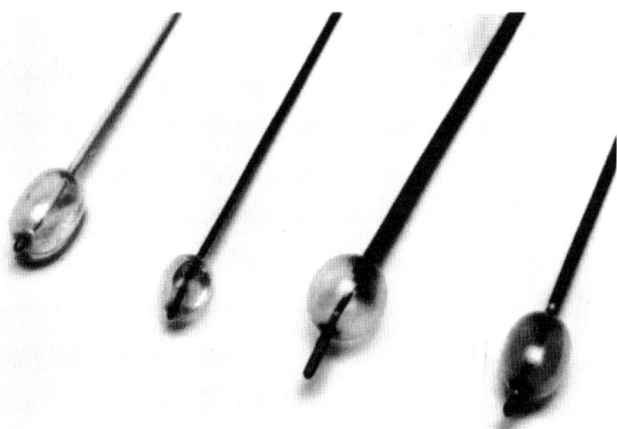

Abb. 1.14. Fogarty-Katheter. Ballonkatheter mit unterschiedlicher Ballongröße zur Embolektomie und Thrombektomie (18.1.1)

rot	(4 Charr.)	zur Desobliteration kleiner Gefäße
weiß	(5 Charr.)	
blau	(6 Charr.)	zur Desobliteration großer Gefäße
gelb	(7 Charr.)	
braun	(8 Charr.)	zur venösen Thrombektomie (27)
Okklusionskatheter		zum Blockieren der Vena cava inferior bei der venösen Thrombektomie

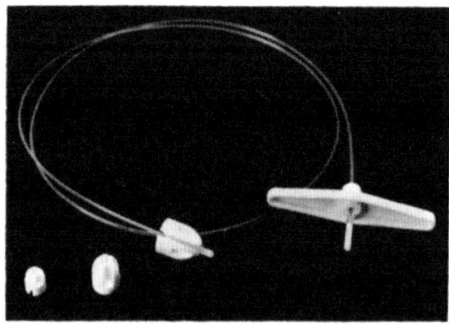

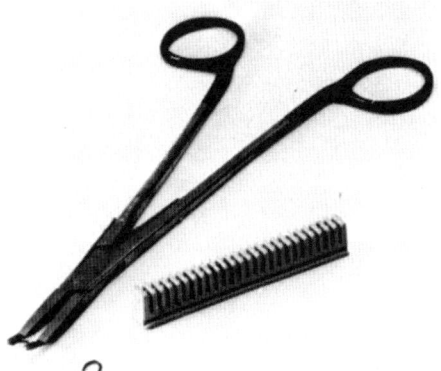

Abb. 1.16. Silberclips und Cliphalter. Zum Abklemmen der Sympathikusenden bei der thorakalen und lumbalen Sympathektomie (s. 21.1/21.4)

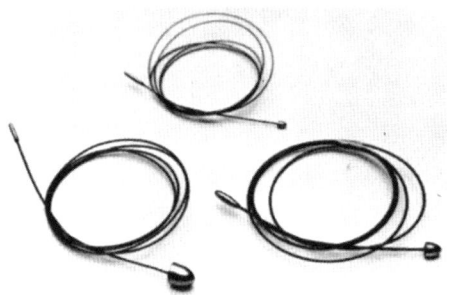

Abb. 1.15 a und b. Intraluminale Venenstripper. Verschiedener Länge und Kopfgröße zum einmaligen (a) und mehrmaligen (b) Gebrauch bei der Venenexhairese nach Babcock (26)

2 Nahtmaterial

Bevorzugte Nahtmaterialien in der Herz- und Gefäßchirurgie sind synthetische Fasern aus Dacron, Dacron-Teflon, Polyäthylen und Polypropylen. Im Vergleich zu Seide besitzen die synthetischen Nähte eine größere Reißfähigkeit und verursachen praktisch keine Fremdkörperreaktionen. Neben diesen unterschiedlichen synthetischen Fäden kommt auch resorbierbares Material zur Anwendung.

Herkunft des chirurgischen Nahtmaterials

Catgut	aus Säugetierdärmen
Seide	aus dem Kokon der Seidenspinnerraupe
Polyamide	
Polyester	vollsynthetischer Faden
Polypropylen	
Zwirn	pflanzlichen Ursprungs
Stahldraht	mineralischen Ursprungs

Resorbierbares Nahtmaterial

1. Catgut (C): tierisches Kollagen
2. Vicryl (V): synthetischer geflochtener Faden aus Polyglactin 910
3. Dexon (D): synthetischer geflochtener Faden aus Polyglycolsäure

Nicht resorbierbares Nahtmaterial

1. Mersilene (M): geflochtener Faden aus Polyester
2. Ethibond (E): Polyesterfaden, der mit einem Polymer beschichtet ist. Diese Beschichtung vermindert die dem geflochtenen Polyesterfaden eigene Sägewirkung.
3. Prolene (P): Monofiler Faden aus Polypropylen
4. Seide (S): organischer Herkunft
5. Suturamid (SU): synthetischer Faden aus Polyamid (wird in erster Linie für Hautnähte verwandt)
6. Dagrofil (DA): geflochtener Polyesterfaden
7. Zwirn (Z): schlechte Gewebsverträglichkeit; findet deshalb kaum mehr Verwendung.

Im speziellen Teil der Operationslehre geben die in Klammer stehenden Abkürzungen die für den speziellen Operationsabschnitt in Frage kommenden möglichen Nahtmaterialen an. Diese stellen ebenso wie die Angaben der Fadenstärken lediglich Richtlinien dar, deren Handhabung in den verschiedenen herz- und gefäßchirurgischen Zentren unterschiedlich ist.

Die Fadenstärke wird nach der europäischen Pharmakopoe in Form einer Dezimal-Sortierung angegeben, d. h. aus der angegebenen Fadenstärke ist der Fadendurchmesser direkt ablesbar.

Die Fadenstärke gibt den Fadendurchmesser in 0,1 mm an.

(Beispiel: Fadenstärke 1 gilt für einen Faden mit dem Durchmesser 0,1 mm).

Richtlinien für die Fadenstärke an den einzelnen Herzabschnitten:

Aorta	2/0 (E)
Ventrikel	2/0 oder 0 (E)
Ventrikelspitze	2 (S) oder 2/0 (E)
Vorhof	3/0 (E)
Pulmonalarterie	4/0 (E oder P)

Richtlinien für die Fadenstärke an den einzelnen Gefäßabschnitten

Aorta thoracica	2/0 oder 3/0 (E oder P)
Aorta abdominalis	4/0 (E oder P)
Arteria iliaca	4/0 (E oder P)
supraaortische Äste	4/0 (E oder P)

mittlere Arterien   5/0   (E oder P)
  (proximale Extremitäten)
kleine Arterien   6/0   (E oder P)
  (distale Extremitäten)

Richtlinien für die Fadenstärke und Material zum
Wundverschluß
Haut: 2/0 oder 3/0 (SU oder P)
Subkutis: 3/0   (D oder V)
Faszie: 2/0 oder 0   (DA)

Peritoneum: 0 oder 1   Catgut
                           Dexon
                           Vicryl

Nadeln
Atraumatisch in verschiedenen Größen und
Krümmungen
($^1/_4$ Kreis, $^3/_4$ Kreis, $^1/_2$ Kreis)
einfach armiert: ein Fadenende mit Nadel
doppelt armiert: beide Fadenenden mit Nadel

Spezieller Teil
Herzchirurgie

3 Herz-Lungen-Maschine

(extrakorporale Zirkulation-kardio-pulmonaler Bypass)

Unter extrakorporaler Zirkulation versteht man die Umleitung des Blutes aus der oberen und unteren Hohlvene oder dem rechten Herzen über einen Oxygenator und eine Pumpe. Nach Aufnahme von Sauerstoff und Abgabe von Kohlendioxyd wird das oxygenierte Blut dem arteriellen System des Patienten wieder zugeführt. Meist wird dazu die Aorta ascendens oder die Arteria iliaca externa oder die Arteria femoralis communis gewählt (Abb. 3.1).

Je nach Funktionsprinzip des Oxygenators unterscheidet man:

1. Dispersions- oder Blasenoxygenatoren
2. Filmoxygenatoren (Gitteroxygenatoren, rotierende Scheibenoxygenatoren)
3. Membran-Oxygenatoren.

1. Beim Blasenoxygenator wird in das Venenblut Sauerstoff eingeblasen, der Gasaustausch findet dabei an der Blasenoberfläche statt (Abb. 3.2).

2. Der Scheibenoxygenator besteht aus vielen auf einer horizontalen Achse angeordneten Scheiben, die in Rotation versetzt werden und mit dem unteren Rand in das venöse Blut eintauchen. Dadurch bildet sich auf den Scheiben ein dünner Blutfilm, der mit dem in die Kammer einströmenden Sauerstoff in Kontakt kommt. Die Oxygenierungskapazität hängt von der Flächengröße und Anzahl der Scheiben und ihrer Rotationsgeschwindigkeit ab (Abb. 3.3).

3. Die Membranoxygenatoren stellen das modernste Prinzip dar. Entsprechend der menschlichen Lunge befindet sich eine permeable Membran zwischen den Atemgasen und dem Blut. Dadurch wird eine Traumatisierung des Blutes, die sonst durch direkten Kontakt des Blutes mit dem Gas auftritt, vermindert (Abb. 3.4).

14

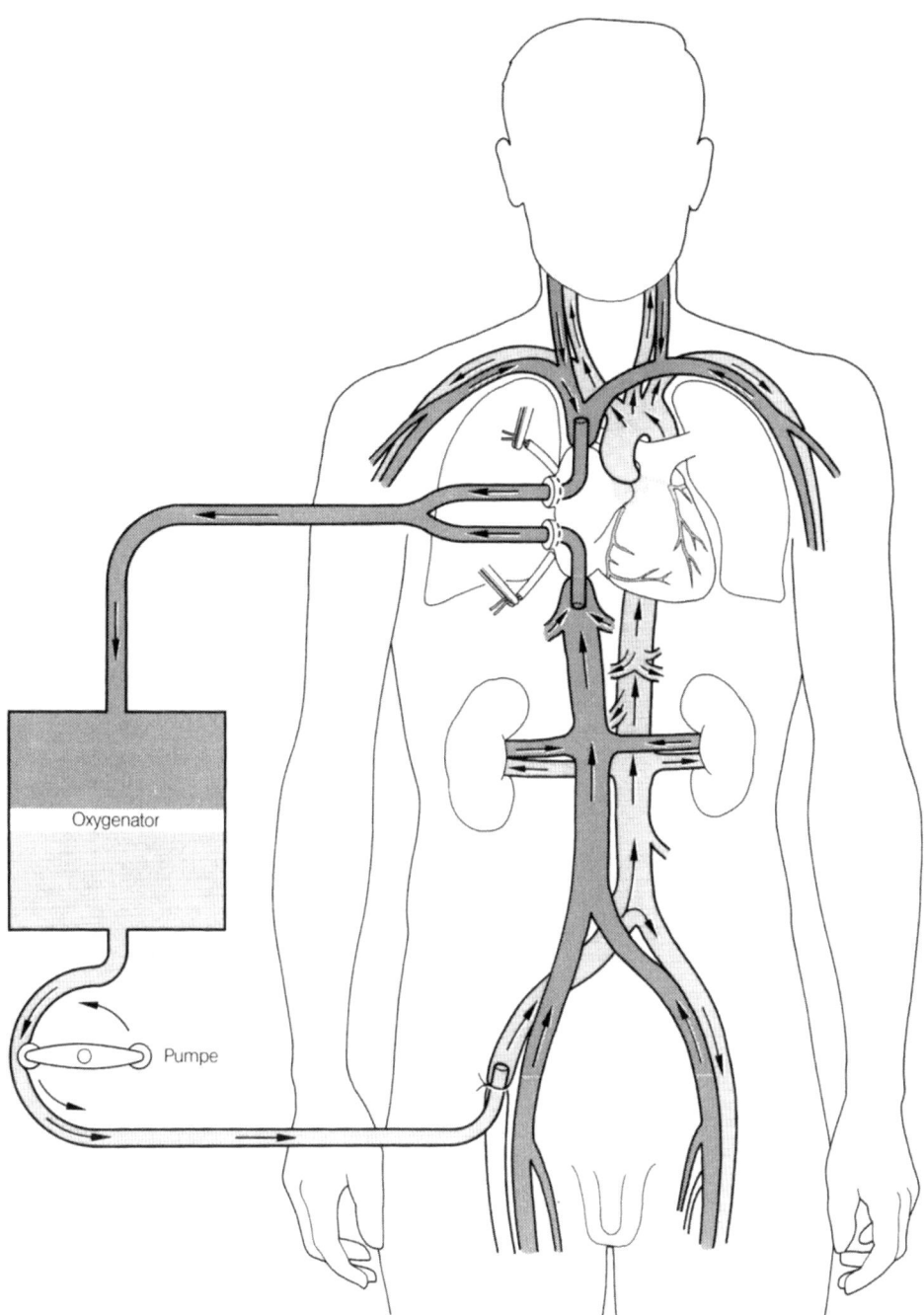

Abb. 3.1. Funktionsprinzip des extrakorporalen Kreislaufes

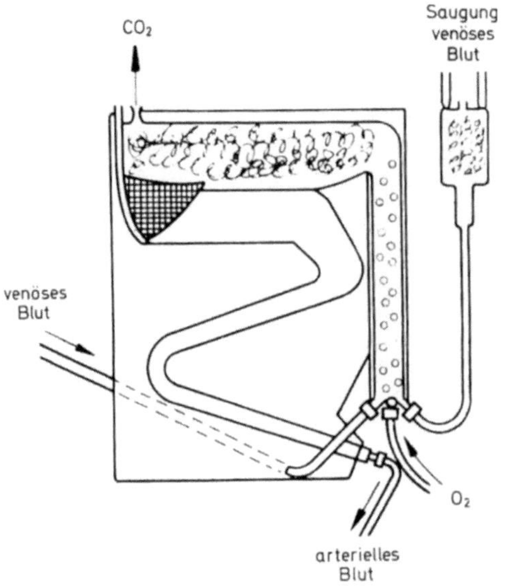

Abb. 3.2. Bubble-Oxygenator (Travenol). (Nach Reidemeister, 1973)

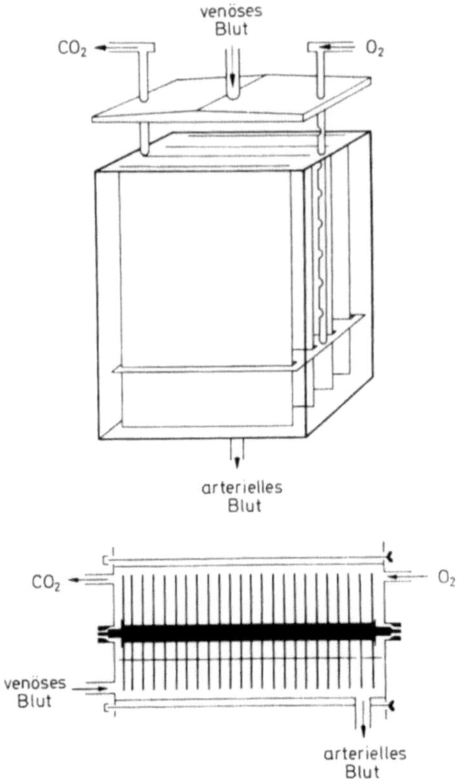

Abb. 3.3. Oben: Film-Oxygenator Mayo-Gibbon. Unten: Scheiben-Oxygenator Kay-Cross (Nach Reidemeister, 1973)

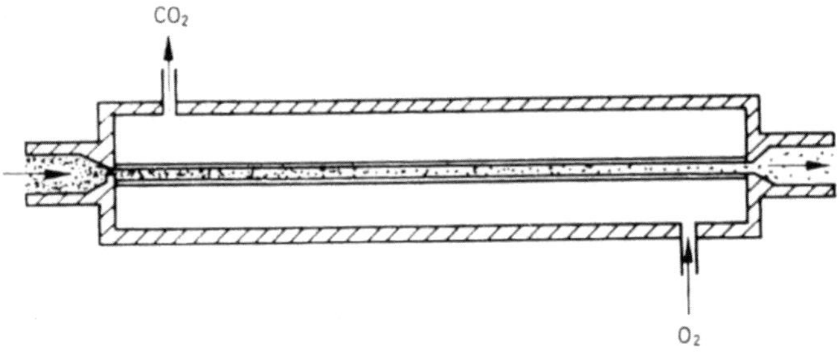

Abb. 3.4. Membran-Oxygenator. (Nach Reidemeister, 1973)

4 Technik der Kanülierung für den kardiopulmonalen Bypass

4.1 Aortenkanülierung

In der Regel wird die aszendierende Aorta für die Kanülierung verwandt. Es besteht jedoch auch die Möglichkeit, die Arteria iliaca oder Arteria femoralis communis zu kanülieren.

Technik
1. Anschlingen der Aorta ascendens mit einem Nabelschnurbändchen.
2. Legen von zwei Tabaksbeutelnähten an der Aortenvorderwand (2/0 E). Eine Tabaksbeutelnaht wird mit einem Gummitourniquet armiert. Die zweite Naht dient zur Fixierung der in die Aorta eingeführten Kanüle.
3. Legen von zwei Tabaksbeutelnähten im Bereich des rechten Vorhofes zur Einführung der beiden Hohlvenenkanülen mit 2/0 E. Die Nähte werden ebenfalls mit einem Tourniquet versehen.
4. Nach Applikation von Heparin, Teilabklemmung der Aorta (Satinskyklemme), Stichinzision und Einführen der Kanüle. Durch Anziehen der tourniquet-armierten Tabaksbeutelnaht wird die Kanüle abgedichtet.
5. Venöse Kanülierung: Anlegen einer Gefäßklemme (Cloverklemme) um die Tabaksbeutelnaht, Stichinzision und Einführen der Hohlvenenschläuche. Abdichten der Inzisionsstellen durch Anziehen der Tourniquets.
6. Anschlingen der oberen und unteren Hohlvene mit je einem Nabelschnurbändchen und Anbringen eines Tourniquets.

4.2 Kanülierung der Arteria iliaca bzw. Arteria femoralis communis

Diese Kanülierungstechnik wird dann gewählt, wenn die Kanülierung der Aorta ascendens schwierig oder nicht möglich ist: bei rechts- oder linksseitigen Thorakotomien, bei Aneurysmen der Aorta ascendens oder für den Linksbypass bei Operationen thorakaler Aortenaneurysmen.

Freilegung der Arteria iliaca
1. Unterbauch-Wechselschnitt oberhalb des Leistenbandes
2. Anschlingen der Arteria iliaca externa
3. Anlegen von Gefäßklemmen
4. Quere Arteriotomie
5. Einführen der größtmöglichen arteriellen Kanüle
6. Fixierung der Kanüle.

Freilegung der Arteria femoralis communis
1. Längsschnitt unterhalb des Leistenbandes
2. Anschlingen der Arteria femoralis communis
3. Kanülierung siehe oben wie bei Arteria iliaca

Schläuche bzw. Kanülen für die arterielle und venöse Kanülierung
Arterielle Kanülierung im Bereich der Aorta: Plastikkatheter (16, 20, 24, 28 Charr.) Arterielle Kanülierung im Bereich der Arteria femoralis: Metallkanülen (3,5–7,5 mm Innendurchmesser).

Venöse Kanülierung:

Obere Hohlvene	2 venöse Silikonschläuche mit Metallansatz (5–8 mm Innendurchmesser) je nach Pumpenvolumen
Untere Hohlvene	

Metall Y-Stück zur Verbindung der beiden venösen Schläuche.
Kanülierung für Linksbypass
(= linker Vorhof-Femoralarterienbypass mit oder ohne dazwischengeschaltetem Oxygenator)
Ableitung des arteriellen Blutes zur extracorporalen Zirkulation aus dem linken Vorhof. Die arterielle Zuleitung erfolgt über die Femoralarterie (s. Abb. 9.9a).

4.3 Partieller-totaler Bypass

Der partielle Bypass wird eingeleitet, indem gleichzeitig mit dem Entfernen der Klemmen an den Hohlvenenschläuchen die HLM in Gang gesetzt wird. Diese Phase des partiellen Bypasses wird für einige Minuten aufrecht erhalten. Der totale Bypass wird eingeleitet, indem die Tourniquets über den Hohlvenenschläuchen angezogen werden und die Aorta abgeklemmt wird. Dadurch wird das gesamte zum Herzen zurückfließende Blut über die Hohlvenenschläuche abgeleitet und über die arterielle Leine der Aorta zurückgepumpt.

4.4 Linksherzdrainage = Vent

Zum Schutze einer Überdehnung des linken Ventrikels wird eine Kanüle entweder über die Herzspitze oder transmitral durch den linken Vorhof in die linke Herzkammer eingeführt und mit der HLM zur kontinuierlichen Ableitung des Blutes verbunden.

4.5 Intraoperative Myokardprotektion

Allgemeine und lokale Hypothermie
Durch eine künstliche Herabsetzung der Körpertemperatur nimmt der Sauerstoff- und Energiebedarf der Organe ab. Eine Verminderung der Körpertemperatur auf 30 °C bedeutet eine Abnahme des Sauerstoffbedarfs um 50%. Die allgemeine Hypothermie wird mit Wärmeaus-tauschern, die im arteriellen Schenkel der HLM eingebaut sind, erreicht.

Zusätzliche lokale Kühlung des Herzens durch Einfüllen von 4 °C kalter Ringerlactat- oder Kochsalzlösung in den Herzbeutel mit regelmäßigem Wechsel der Flüssigkeit verlängert die Ischämiezeit des Herzens.

Kardioplegie
Unter Kardioplegie versteht man einen künstlichen Herzstillstand induziert durch Eingriffe in den Elektrolythaushalt. Es werden hierbei auf 3–5 °C abgekühlte Lösungen entweder in die abgeklemmte Aortenwurzel oder nach einer Aortotomie direkt in die Koronarostien perfundiert bzw. injiziert.

Koronarperfusion
Über ein gesondertes, volumen- und druckgesteuertes Perfusionssystem werden beide Kranzarterien mittels spezieller Katheter getrennt perfundiert.

4.6 Intraoperative Druckmessung

Zum Vergleich der präoperativen Herzkatheteruntersuchung wird intraoperativ vor Beginn der extrakorporalen Zirkulation eine Druckmessung in allen Herzhöhlen durchgeführt. Dies geschieht durch transmurale Punktion der Vorhöfe und Ventrikel. Die Messung der Ventrikel erfolgt mit einer langen Nadel, da zunächst der Druck im rechten Ventrikel, dann transseptal im linken Ventrikel gemessen wird.

5 Künstliche Herzklappen und Gefäßprothesen

Das Bauprinzip aller künstlichen Herzklappen besteht in einem Nahtring, dem Fangkorb oder Käfig und dem mobilen Schließkörper oder Klappenkern. Die Einteilung der heute verwendeten Kunstklappen erfolgt entweder nach der Art der Durchströmung oder nach der Form des Schließkörpers.

Einteilung nach Art der Durchströmung
1. Klappen mit zentralem Durchfluß (Prototyp: Björk-Shiley)
2. Klappen mit seitlichem Durchfluß (Prototyp: Starr-Edwards)

Einteilung nach der Form des Schließkörpers
1. Kugelklappen
2. Linsen (= Scheiben) Klappen
   a) mit Kippmechanismus
      (Prototyp: Björk Shiley)
   b) ohne Kippmechanismus
      (Prototyp: Cross Jones)

Neben diesen Kunstklappen gewinnen Bioprothesen zunehmend an Bedeutung und stellen eine echte Alternative beim künstlichen Klappenersatz dar.

Im Gegensatz zu einer natürlichen Herzklappe verhindert das Kugelventil einer künstlichen Herzklappe einen zentralen, laminären Blutstrom, so daß es zu Wirbelbildungen und Turbulenzen kommt. Dies kann die Ursache von Thromben werden. Ferner besteht ein prothesenbedingter Druckgradient über der Kunstklappe, da das Blut das Ventil nicht ungehindert passieren kann. Die Höhe des Druckgradienten hängt von der Größe der implantierten Herzklappe ab. Einen Kompromiß vom strömungsmechanischen Standpunkt stellen die Kipp-Scheibenprothesen dar (Björk-Shiley, Lillehei-Kaster).

Die Scheiben schwingen nahezu parallel zur Strömungsachse des Blutes, wodurch bei fast zentralem Durchfluß ein hohes Durchströmungsvolumen bei kleinem Druckverlust möglich ist. Kunststoffe und Metalle sind das wesentliche Bauelement bei den künstlichen Herzklappen. Für den Klappenkäfig: Stellite 21 (Kobalt, Chrom, Molybdän, Nickel), Titanium. Für den Schließkörper werden Silikon-Kautschuk, Teflon, Dacron und neuerdings Pyrolit (hochpolymerisierter Kohlenstoff) verwandt.

Die folgende Tabelle soll die serienmäßig in jeder beliebigen Größe hergestellten Klappenprothesen für den Mitral- und Aortenklappenersatz aufzeigen.

Starr-Edwards	
Smeloff Cutter	Kugelventil
Braunwald-Cutter	(s. Abb. 5.1)
McGovern Comie	
Kay-Shiley	
Cross-Jones	
USCI-Lancer	Linsenklappe ohne
Harken	Kippmechanismus
Beall	(s. Abb. 5.2)
Lillehei-Nakib	
Cooley-Bloodwell-Cutter	

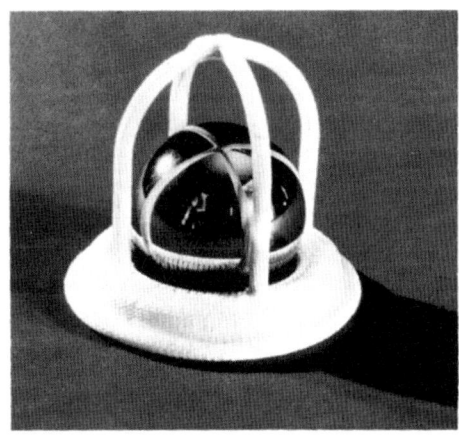

Abb. 5.1. Kugelprothese nach Starr-Edwards

Lillehei-Kaster
Björk-Shiley
Wada-Cutter
Hammersmith

Linsenklappe mit
Kippmechanismus
(s. Abb. 5.3 und 5.4)

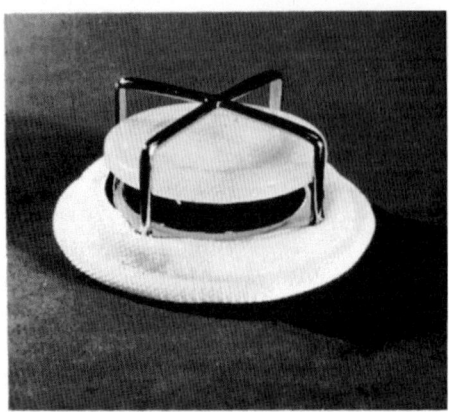

Abb. 5.2. Scheibenklappe ohne Kippmechanismus
nach Starr-Edwards

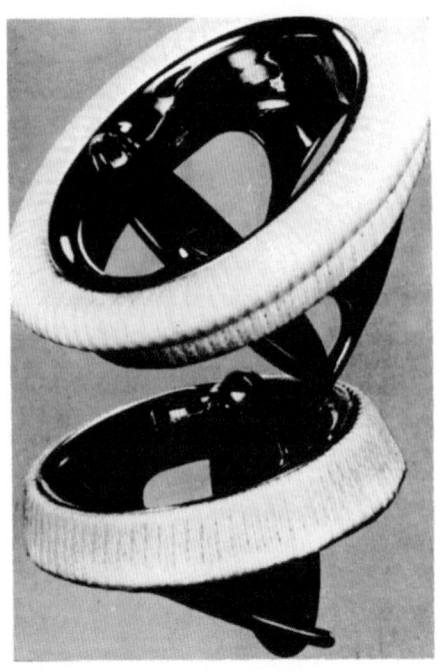

Abb. 5.4. Scheibenklappe mit Kippmechanismus
nach Lillehei-Kaster

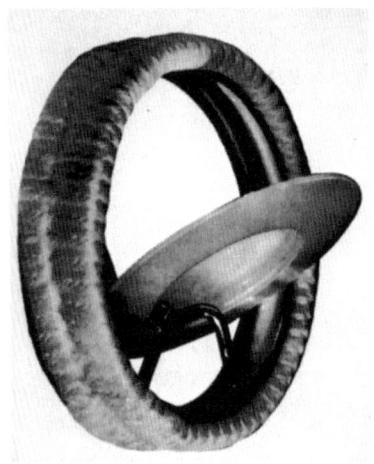

Abb. 5.3. Scheibenklappe mit Kippmechanismus
nach Björk-Shiley

Bioprothesen

Die Hancock-Klappe stellt eine fabrikmäßig
hergestellte Bioprothese dar. Frisch gewonnene
Herzklappen vom Schwein werden durch einen
Fixierungsprozeß mittels Glutaraldehydlösung
in ein „Biopolymer" mit ausgezeichneter me-
chanischer Leistung verwandelt. Die Klappen
werden durch ein Gerüst aus flexiblem Polypro-

pylen stabilisiert. Der Prothesenring besteht aus
Stellite und ist wie auch das Gerüst mit Dacron-
gewebe überzogen. Diese Bioprothesen sind
nicht nur vom strömungsdynamischen Ge-
sichtspunkt aus den anderen Kunstklappen
überlegen, da sie einen zentralen Fluß aufweisen, sondern sind auch mit einem geringeren
Thromboembolie-Risiko belastet. Eine Anti-
koagulantien-Dauerbehandlung ist bei diesen
Hancock-Prothesen zur Thromboemboliepro-
phylaxe nicht notwendig (s. Abb. 5.5).

Gefäßprothesen

Synthetische Prothesen dienen zum Gefäßersatz und werden in beliebiger Länge und Durchmesser hergestellt. Am besten haben sich Prothesen aus Dacron (chem.:Polyäthylen-Glykol-
Terephtalat) und Teflon (chem.: Polytetra-
fluoräthylen) bewährt.
Man unterscheidet gestrickte und gewebte Prothesen. Die Porosität hängt von der Verarbei-
tung des Fadens ab (Abb. 5.6). Die gewebte

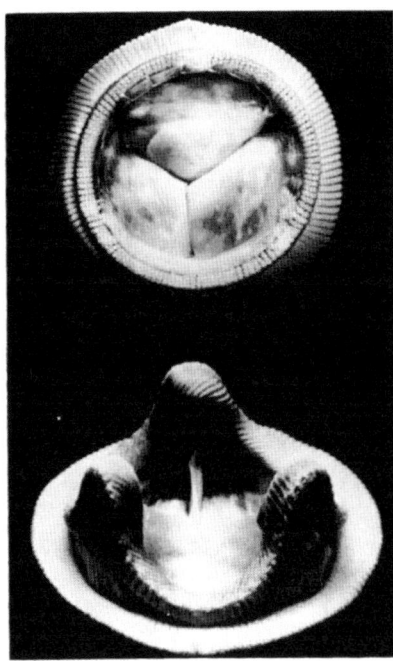

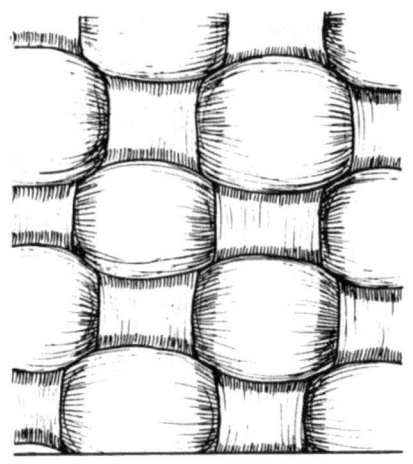

a

Abb. 5.5. Bioprothese (Hancock-Klappe)

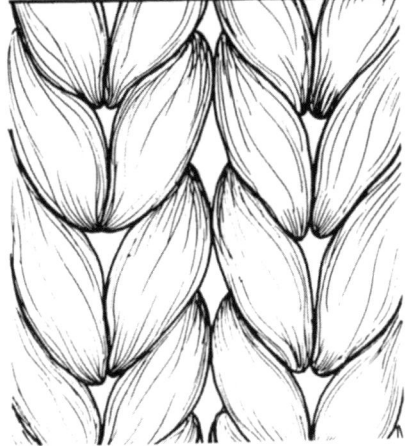

b

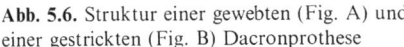

Abb. 5.6. Struktur einer gewebten (Fig. A) und
einer gestrickten (Fig. B) Dacronprothese

Prothese ist praktisch sofort blutdicht und findet deshalb besonders bei Operationen mit notwendiger Heparinisierung (= extrakorporaler Kreislauf) Anwendung. Gestrickte Prothesen müssen durch Benetzung der Innenseite mit Blut (= Praekoagulation) vorher abgedichtet werden.

Aufgrund neuartiger Konstruktions- und Herstellungsverfahren steht ein Sortiment von Gefäßprothesen zur Verfügung, das den individuellen Voraussetzungen eines operativen Eingriffes voll Rechnung trägt:

1. Cooley-Prothese gestrickt: Durchschnittliche Porosität 1300 cc/min./cm^3. Ein weiches gestricktes Dacronimplantat mit geringer Porosität, das sich leicht abdichten läßt.
2. Cooley-Prothese gestrickt mit Orientierungslinie: Durchschnittliche Porosität 1900 cc/min./cm^3. Die Längsorientierungslinie bietet eine höhere Präzision bei der Implantation, vereinfacht die Plazierung bei Tunnelierungen und verringert somit die Gefahr der Wirbelbildung infolge Torsion.
3. Cooley-Doppelvelourprothese: Durchschnittliche Porosität 1500 cc/min./cm^3. Diese Prothesen sind nach dem Kettenwirk-Steppstich-Verfahren aus Dacrongarn gewirkt und weisen an der Innen- und Außenwand eine Velouroberfläche auf. Die aus der Wand der Velour-Implantate herausragenden, geschlossenen Dacronschlingen fördern den Heilungsprozeß. Die Oberfläche der Innenwand ist mit einem niedrigen Flor ausgestattet, um die Störfaktoren im Lumen zu reduzieren, wobei die Mikroschlingen die Intimaschicht festhalten und so die Heilung

unterstützen. Die höhere äußere Velourwand bildet ein Gitter, das die Verankerung des Implantates im umliegenden Gewebe beschleunigt. Die Cooley-Doppelvelourprothese hat eine geringere Porosität im Vergleich zur Meadox-Microvel-Doppelvelourprothese (s. u.), wodurch eine schnellere Abdichtung erreicht wird.

4. Cooley-Prothese gewebt: Durchschnittliche Porosität 125 cc/min./cm^3. Wird dort verwandt, wo der Blutverlust eine besondere Rolle spielt, z. B. bei rupturierten oder blutenden Aneurysmen.

5. Cooley-Prothese gewebt mit geringer Porosität: Durchschnittliche Porosität 30 cc/min./cm^3. Es handelt sich um ein Implantat von äußerst geringer Porosität. Ein übermäßiger Blutverlust kann damit bei Patienten vermieden werden, die unter voller Heparinisierung am extrakorporalen Kreislauf angeschlossen sind.

6. Weavenit-Prothese gestrickt mit Orientierungslinie: Durchschnittliche Porosität 2600 cc/min./cm^3. Aus Dacrongarn hergestellte Prothese, bei der ein gutes Abdichten erforderlich ist.

7. Microvel-Doppelvelour-Prothese: Durchschnittliche Porosität 1900 cc/min./cm^3. Diese Prothesen sind ebenfalls mit einer Orientierungslinie ausgestattet, mit der die richtige Längsordnung des Implantates kontrolliert werden kann.

8. Filamentöse Gefäßprothesen nach Sauvage: Porös gestrickte Prothesen aus Dacrongarn mit filamentöser Struktur der Innen- und Außenwand. Es ist unerläßlich, diese Prothese vor der Implantation ausreichend mit nicht heparinisiertem Blut vorzufibrinisieren, um einen unnötigen Blutverlust zu vermeiden. Die Abdichtung der Prothese sollte in vier Schritten erfolgen:

a) In das Lumen der Prothese wird Blut injiziert und anschließend diese für 2–3 min in eine Schale gelegt. Die mit Blut durchtränkte Prothese wird in eine neue Schale gelegt und die Blutgerinnung in der ersten Schale abgewartet.

b) In die zweite Schale werden erneut etwa 20 cm^3 Blut eingebracht und die Prothese für eine halbe min eingetaucht. Überschüssiges Blut wir mit einem Schwamm von der Prothese abgewischt.

c) In eine neue dritte Schale werden wieder 20 cm^3 Blut eingebracht und die Prothese für 10–15 sec eingetaucht.

d) In eine neue vierte Schale werden 50 cm^3 Blut, das 20 000 Einheiten Heparin enthält, eingefüllt. Die Prothese wird mehrfach mit heparinisiertem Blut gefüllt, bis Sickerblutungen durch die Prothesenwand nicht mehr nachweisbar sind.

Die Prothese kann nun implantiert werden.

9. Gore-Tex-Prothese:

Eine nach einem speziellen Verfahren hergestellte Prothese aus Teflon, deren hohe Porosität durch eine knoten- und fibrillenförmige Textur erreicht wird.

Diese Gore-Tex-Prothese stellt annähernd eine Alternative zum Vena saphena Transplantat dar und wird deshalb vor allem als Überbrückungstransplantat bei kleinkalibrigen Gefäßen verwandt (z. B. Arteria femoralis, Arterio-venöse Fistel zur Hämodialyse).

6 Thorakotomie

6.1 Mediane Sternotomie

Fast alle Operation mit der Herz-Lungen-Maschine zur Korrektur kongenitaler und erworbener Vitien werden von ventral durch eine mediane Sternotomie korrigiert.

Lagerung
Rückenlage des Patienten. Bei Kleinkindern empfiehlt sich das Unterlegen eines dick zusammengefalteten Tuches unter die Schulterblattregion, um die obere Thoraxapertur etwas anzuheben.

OP-Technik. Mediane Sternotomie
1. Hautinzision vom Jugulum bis ca. 3 cm unterhalb des Schwertfortsatzes.
2. Durchtrennen von Subkutis und sternalem Periost mit dem elektrischen Messer.
3. Durchtrennung des Sternums mit einer oszillierenden elektrischen Säge.
4. Blutstillung der Periostgefäße erfolgt mit dem elektrischen Kugelknopf.
   Blutungen aus dem Knochenmark werden mit Wachs gestillt.
5. Einsetzen eines Rippensperrers.
6. Längseröffnen des Perikards und Legen von Haltefäden.

Verschluß einer medianen Sternotomie
1. Einlegen einer infraperikardialen und substernalen Drainage durch zwei getrennte Hautinzisionen.
2. Fixation der Thoraxdrainage.
3. Fortlaufende Naht oder Einzelknopfnähte des Perikards.
4. Verschluß des Sternums durch folgende Methoden möglich:
4.1. atraumatischer Stahldraht 401
4.2. Stahldrähte 0,8 mm V 2 A, die mit einem Pfriem durch das Sternum gezogen werden.
4.3. Parham-Band (Metallband mit terminaler Durchzugsschlaufe)
4.4. Bei Kindern atraumatischer Stahldraht 401
4.5. Bei Säuglingen Ethibond BPT.
5. Fortlaufende Naht oder Einzelknopfnaht der Pektoralisfaszie (2/0 od. 0 D.). Im Bereich der Rektusfaszie immer Einzelknopfnähte. Bei Kindern – (2/0 D.).
6. Subkutan-, Einzelknopfnähte (3/0 D. od. V.).
7. Hautnähte (4/0).
8. Steriler Verband.

6.2 Seitliche (= laterale) Thorakotomie

Die seitliche Thorakotomie wird je nach dem ob eine antero-laterale oder postero-laterale Inzision vorgesehen ist, in Halbseitenlage oder strenger Seitenlage durchgeführt.
Bei Halbseitenlagerung liegt der Rücken in etwa 45° Neigung zur Tischfläche.

OP-Technik: seitliche Thorakotomie
Der oben liegende Arm wird nach vorne angehoben, nach oben und medial gezogen und auf eine erhöhte Armschiene gelagert.

Der Thorax wird in der Regel zwischen vierter und fünfter Rippe eröffnet.
1. Hautinzision entlang dem Rippenverlauf.
2. Durchtrennung der Subkutis und Muskulatur mit dem elektrischen Messer.
3. Abtrennen des Rippenperiost mit dem Raspatorium.
4. Eröffnen der Pleura mit der Schere.
5. Blutungen aus dem Periost werden durch Elektrokoagulation gestillt.
6. Einsetzen eines Rippensperrers.

Verschluß der seitlichen Thorakotomie

1. Einlegen einer Thoraxsaugdrainage mit Hilfe einer rechtwinkelig gebogenen Kornzange ein od. zwei Interkostalräume oberhalb des Zwerchfells.
2. Interkostalraum zwischen vierter und fünfter Rippe wird mit drei Interkostalnähten verschlossen (z. B. Ethibond BPT).
3. Fortlaufende Naht zum Verschluß des Pleuraspaltes und der Muskulatur (z. B. Prolene MO od. 0 D.).
4. Subkutaneinzelknopfnaht (3/0 oder D. oder V.).
5. Hautnähte (4/0).
6. Steriler Verband.

6.3 Transsternale bilaterale Thorakotomie

Diese Form der Thorakotomie findet selten Anwendung. Der Vorteil dieser Methode beruht auf einer guten Übersicht des freigelegten Herzens, insbesondere des linken Ventrikels. Im Gegensatz zur medianen Sternotomie ist jedoch eine Eröffnung beider Pleurahöhlen notwendig (Abb. 9.4).

Lagerung

Rückenlage des Patienten mit seitlich an den Körper angelegten Armen oder beiderseits auf speziellen Armtischen nach außen gelegten Armen.

OP-Technik

1. Submammäre Hautinzision, die auf beiden Seiten bis zur mittleren Axillarlinie reicht.
2. Durchtrennen der Pektoralismuskulatur mit dem elektrischen Messer.
3. Die Interkostalmuskulatur wird im vierten bis fünften Zwischenrippenraum durchtrennt.
4. Ligatur der Arteria und Vena mammaria interna, die beiderseits am Sternalrand verlaufen.
5. Durchtrennen des Sternums (z. B. mit einer Gigli-Säge).
6. Einsetzen von zwei Rippensperrern.

Verschluß der transsternalen bilateralen Thorakotomie

1. Einlegen von Drainagen in die rechte und linke Thoraxhöhle.
2. Verschluß des Sternums mit Einzeldrahtcerclagen, die beiderseits durch die durchtrennten Brustbeinränder gestochen werden.
3. Verschluß des Pleuraspaltes und der Muskulatur (s. Verschluß der seitlichen Thorakotomie 6.2).

7 Herzschrittmacher

Schrittmacher dienen zur Dauerbehandlung bestimmter Formen von Herz-Rhythmus- und Reizleitungsstörungen. Nach der Art der Stimulation unterscheidet man:

1. Asynchrone Schrittmacher (= starrfrequente Schrittmacher)
2. Synchrone Schrittmacher
3. Demand-Schrittmacher (= Bedarfsschrittmacher).

Bei den asynchronen Schrittmachern erfolgt eine frequenzstabile Erregung des Myokards ohne Berücksichtigung der Vorhof- oder Kammereigenaktivität.

Bei den synchronen Schrittmachern wird über eine Vorhofelektrode das elektrische Vorhofpotential aufgenommen, mit Hilfe des Schrittmachers verstärkt und mit einer entsprechenden physiologischen Verlängerung der Impuls der Kammermuskulatur weitergeleitet.

Der Demand-Schrittmacher berücksichtigt den Kammereigenrhythmus und tritt beim Frequenzabfall unter 70 Schläge/min in Funktion. Nach der Art der Schrittmachertechnik unterscheidet man die

1. trans- oder pervenöse Elektrostimulation
2. myokardiale Elektrostimulation.

7.1 Transvenöse Schrittmacher-implantation

Der Eingriff wird in der Regel in Lokalanaesthesie (1% Infiltrationsanaesthesie) durchgeführt.
Lagerung: Oberkörper mäßig erhöht.
Schnittführung s. Abb. 7.1.
Als Implantationsweg dient die Vena cephalica oder die Vena jugularis externa. In Ausnahmefällen kann auch die Vena jugularis interna verwandt werden.

OP-Technik
1. Freilegung der entsprechenden Vene.
2. Anzügeln der Vene und Ligatur nach peripher.
3. Venotomie und Einführen der Elektrode unter Bildwandlerkontrolle in den rechten Ventrikel.
4. Messung der Reizschwelle mit einem Testgerät.
5. Fixation der Elektrode an der Venenaustrittsstelle mit einer Ligatur.
6. Anschluß der Batterie an die Elektrode.
7. Fasziennaht (3/0 E), Subkutannaht (3/0 D), Hautnaht (4/0).

Wird die Vena jugularis externa oder interna als Zugangsweg verwandt, kann die Elektrode hinter dem Schlüsselbein zur infraklavikulären Hauttasche geführt werden (Overholt-Klemme, Kornzange).

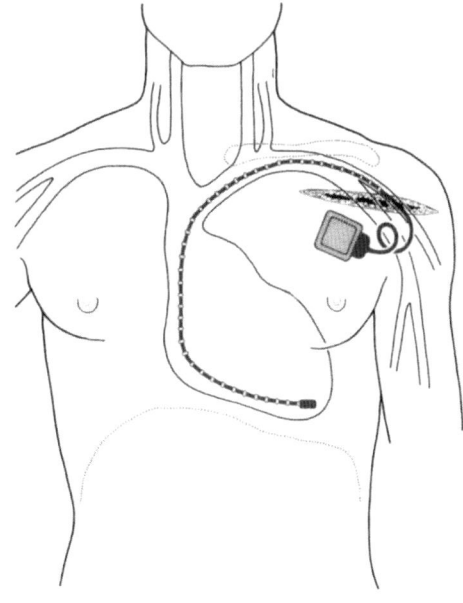

Abb. 7.1. Transvenöse Schrittmacherimplantation

7.2 Subdiaphragmale Schrittmacherimplantation

Von den verschiedenen Techniken der myokardialen Schrittmacher-Implantation soll nur die subdiaphragmale Methode beschrieben werden, da der transthorakale Zugangsweg praktisch keine Anwendung mehr findet (größere Belastung für ältere Patienten!).
Lagerung: Rückenlage des Patienten.
Zugangsweg s. Abb. 7.2.

OP-Technik

1. Hautschnitt und Durchtrennen der Subkutis.

2. Durchtrennung der vorderen Rektusfaszie und Bilden der Batterietasche unter Einlegen einer Redondrainage.

3. Durchtrennen der Zwerchfellmuskulatur

4. Eröffnen des Perikards unter Legen von Haltefäden, die später zum Verschluß des Perikards miteinander verknotet werden.

5. Anbringen der Schrittmacher-Elektroden an der Hinterwand des rechten Ventrikels.

6. Einlegen einer Perikardsaugdrainage, die medial durch die Haut geleitet wird.
Fixierung der Drainage (2/0 P).

7. Verschluß des Perikards durch Verknoten der primär gelegten Haltefäden.

8. Schichtweiser Wundverschluß; Faszie (z. B. Prolene MO od. Dexan 0), Subkutis (3/0 D), Haut (4/0 P).

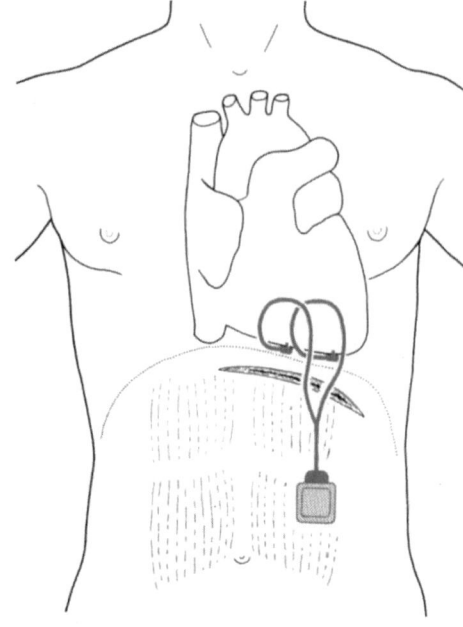

Abb. 7.2. Subdiaphragmale (myokardiale) Schrittmacherimplantation

7.3 Schrittmacherwechsel (= Batteriewechsel)

Batteriewechsel erfolgen in der Regel in Lokalanaesthesie durch die alte Operationsnarbe. Das Durchtrennen der einzelnen Gewebeschichten und das Eröffnen der Batterietasche wird mit dem elektrischen Messer durchgeführt. Verschluß der Batterietasche mit Prolene MO, Subkutis (3/0 D), Hautnaht (40 P).

8 Operationen am Herzbeutel

Perikardektomie

Konstringierende Vernarbungen des Herzbeutels mit sekundärer Verkalkung sind in der Regel fast immer tuberkulöser Genese (Panzerherz). Andere Ursachen einer Perikarditis sind: Rheumatisches Fieber, Autoimunerkrankungen, traumatische Perikarditis mit Perikardhämatom.

OP-Methode
1. Transsternale Perikardektomie

2. Transpleurale Perikardektomie

1. Die Standardinzision für die Dekortikation des Herzens ist die mediane Sternotomie (s. 6.1).

2. Bei der transpleuralen Perikardektomie wird der Patient in rechte Seitenlagerung gebracht. Hautinzision von der Mitte des Sternums entlang der fünften Rippe nach links bis zur mittleren Axillarlinie.

9 Eingriffe an der thorakalen Aorta

Arteriosklerose und Syphilis stellen die ätiologisch wesentlichsten Grunderkrankungen thorakaler Aortenaneurysmen dar. Das syphilitische Aneurysma bevorzugt die thorakale Aorta, das arteriosklerotische die abdominelle. Traumatische Aneurysmen betreffen in 95% der Fälle die Isthmusregion unterhalb des Abganges der linken Arteria subclavia, manchmal den Beginn des Aortenbogens und nur ganz selten die Bauchaorta.

Das operative Vorgehen bei Aneurysmen der thorakalen Aorta ist abhängig von der Lokalisation und der pathologisch-anatomischen Form des Aneurysmas.

Einteilung der Aneurysmen nach der Lokalisation

Segment I — Aorta ascendens bis zum Abgang des Truncus brachiocephalicus.

Segment II — Aortenbogen mit dem Abgang des Truncus brachiocephalicus, der Arteria carotis communis und der Arteria subclavia links.

Segment III — Thorakale Aorta descendens.

Einteilung nach der anatomischen Form
1. Sackförmige Aneurysmen.
2. Fusiforme Aneurysmen.

Chirurgische Behandlungsmethoden

1. Zellophanumhüllung
Das Aneurysma wird mit Zellophan-Polythän umwickelt. Es handelt sich hierbei um eine Palliativ-Operation mit einer in der Theorie einfachen Technik, die jedoch praktisch große Schwierigkeiten bereitet.

2. Resektion
Sackförmige Aneurysmen können meistens ohne Totalabklemmung der Aorta abgetragen werden. Die Resektion fusiformer Aneurysmen ist abhängig von der Lokalisation in der Regel nur mit Hilfe der extrakorporalen Zirkulation möglich.

9.1 Aneurysmen der Aorta ascendens (Segment I)

Zugang: Mediane Sternotomie mit Verlängerung der Inzision über das Jugulum hinaus.

Sackförmige Aneurysmen gehen meist gestielt von der Konvexität des Aortenbogens aus. Sie können nach tangentialer Abklemmung an der Basis abgetragen werden. Die Korrektur ist ohne extrakorporalen Kreislauf möglich (Abb. 9.1).

Fusiforme Aneurysmen
Charakteristisch für das Ascendens-Aneurysma ist die häufige Mitbeteiligung der Aortenklappe (Aortenklappeninsuffizienz). Die Resektion des Aneurysmas und Ersatz durch eine Kunststoffprothese muß unter totalem kardiopulmonalem Bypass vorgenommen werden. Wenn gleichzeitig eine valvuläre Aorteninsuffizienz vorliegt, die oft die Hauptindikation zur Operation darstellt, wird zusätzlich ein prothetischer Aortenklappenersatz notwendig.

Kanülierung für den extrakorporalen Kreislauf
(Abb. 9.2 und 9.3)
1. Venöse Kanülen → obere und untere Hohlvene
2. Arterielle Kanüle → Arteria femoralis communis
Während der Aortenabklemmung zur Resektion des Aneurysmas und Ersatz durch eine Kunststoffprothese, wird evtl. eine Koronarperfusion zur Myokardprotektion notwendig (s. 4.5).

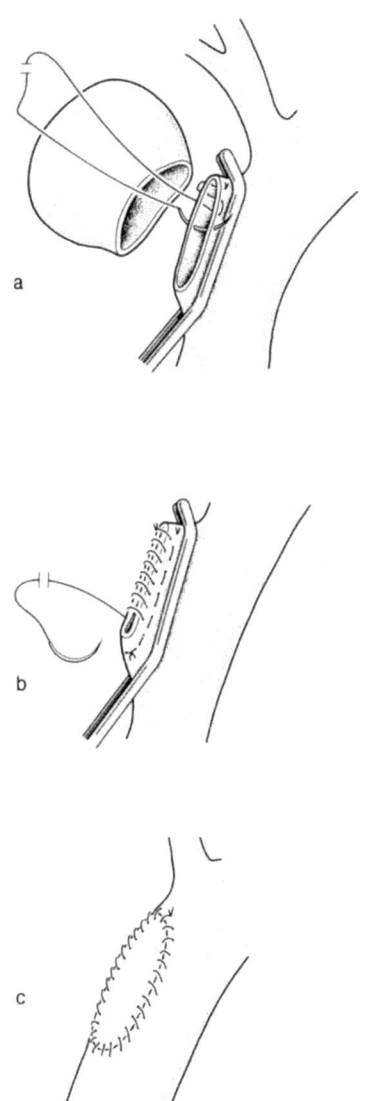

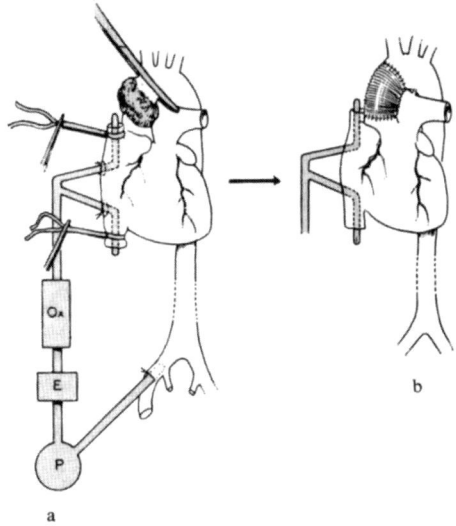

Abb. 9.2 a und b. Resektion eines Aneurysmas der Aorta ascendens am extrakorporalen Kreislauf. **a** Aneurysma und extrakorporale Zirkulation schematisch, **b** Rekonstruktion der Aorta durch schlauchförmige Prothese. Schema und Operationssitus nach Rekonstruktion

OP-Technik (Abb. 9.3)

1. Kanülierung und totaler Bypass (Abb. 9.3 a)
2. Abklemmen der Aorta
3. Resektion des Aneurysmas
4. Beginn mit der proximalen Anastomose, die im Bereich der Vorderwand für die Koronarperfusion nicht völlig verschlossen wird (2/0 od. 3/0 E) (Abb. 9.3 b)
5. Distale Anastomosierung (2/0 od. 3/0 E) (Abb. 9.3 c)
6. Entfernen der Koronarperfusion und Vervollständigen der proximalen Anastomose (Abb. 9.3 d).

Abb. 9.1 a-c. Tangentiale Abtragung eines sackförmigen Aneurysmas. **a** Teilabklemmen der Aorta mit einer Satinskyklemme und Abtragen des Aneurysmasackes, **b** Verschluß des Aneurysmahalses durch zwei fortlaufende Nähte (erste Naht: Blalocknaht, zweite Naht: Fortlaufend überwendliche Naht), **c** Bei fragiler Aortenwand, Verschluß durch Kunststofftransplantat

9.2 Aneurysmen des Aortenbogens (Segment II)

Zugang zum Aortenbogen ist auf 2 Wegen möglich:

1. Bilaterale Thorakotomie mit schräger Sternotomie vom dritten ICR rechts bis zum vierten oder fünften ICR links (Abb. 9.4).

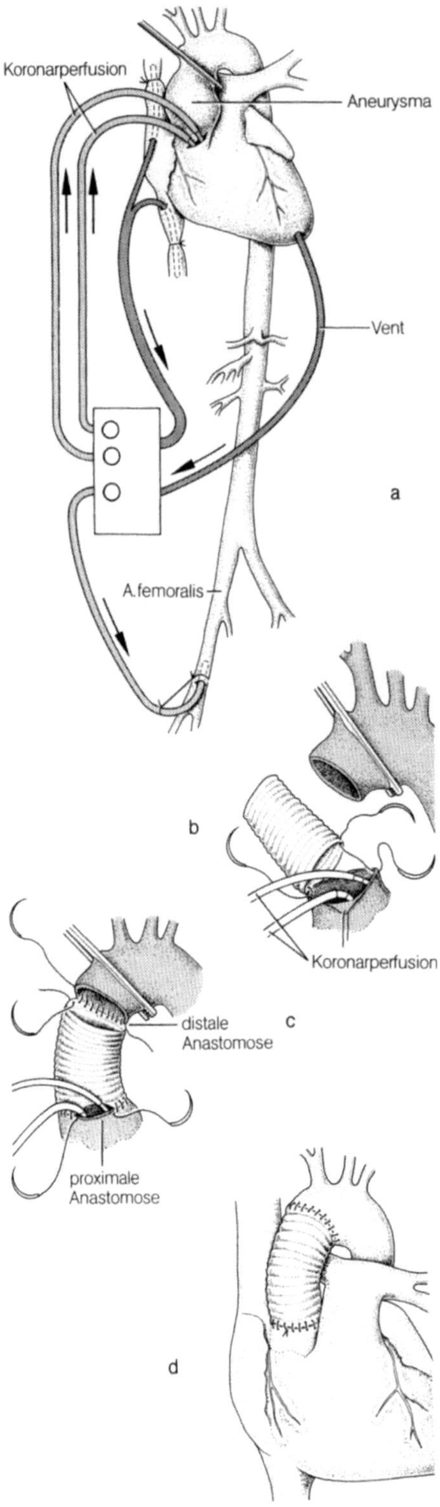

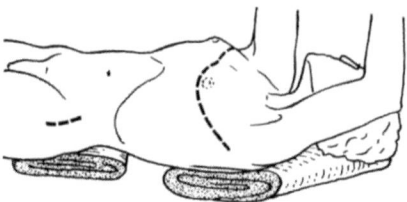

Abb. 9.3 a-d. Resektion eines Aneurysmas der Aorta ascendens am extrakorporalen Kreislauf. **a** Aneurysma und extrakorporaler Kreislauf schematisch; **b** proximale End-zu-End Anastamose zwischen Prothese und Aorta; **c** distale End-zu-End-Anastomose zwischen Prothese und Aorta; **d** Interponierte Kunststoffprothese nach Entfernen der Koronarperfusion

←

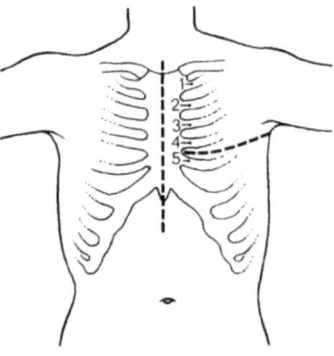

Abb. 9.4. Bilaterale Thorakotomie mit Querspaltung des Sternum vom 3. ICR rechts nach dem 4. oder 5. ICR links

2. Mediane Sternotomie mit zusätzlicher Thorakotomie im vierten ICR oder fünften ICR links (Abb. 9.5).

Die Korrektur fusiformer Aortenbogenaneurysmen ist mit drei Methoden möglich:

a) Vollständiger Aortenbogenersatz mit Hilfe der Herz-Lungen-Maschine
b) Bypassresektion mit temporärem Dacronbypass
c) Bypassresektion mit permanentem Dacronbypass

Abb. 9.5. Sternumlängsspaltung, eventuell ergänzt durch vordere Thorakotomie links

a) Vollständiger Aortenbogenersatz mit Hilfe der Herz-Lungen-Maschine

Bei vollständigem Aortenbogenersatz sind neben der retrograden Perfusion zusätzliche selektive Perfusionen des Truncus brachiocephalicus und der linken Arteria carotis communis notwendig. Wegen der längeren Abklemmzeit der Aorta müssen auch zusätzlich die Koronararterien perfundiert werden. Die venöse Kanülierung erfolgt über die Hohlvenen (Abb. 9.6 a).

OP-Technik

1. Kanülierung der Arteria femoralis und der oberen und unteren Hohlvene. Übergang auf totalen Bypass (Abb. 9.6 a).
2. Kanülierung der Karotiden bzw. des Truncus brachiocephalicus.
3. Eintrennen der Aorta oberhalb der Aortenklappe und Kanülierung der Koronararterien.
4. Resektion des Aneurysmas.
5. Einnähen einer Dacronprothese; zunächst proximale, dann distale Anastomose (2/0 oder 3/0 E) (Abb. 9.6 b).
6. Anastomosierung der supraaortischen Äste (3/0 oder 4/0 E oder P) (Abb. 9.6 c).

Aneurysma-Resektionen können ohne Herz-Lungen-Maschine durch das Prinzip der Bypassresektion durchgeführt werden, sind jedoch durch die vielen Anastomosen langwierig und mit großem Blutverlust verbunden.

b) Bypassresektion mit temporärem Dacronbypass

OP-Technik (Abb. 9.7)

1. Anlegen eines temporären Dacronbypasses (Abb. 9.7a).
2. Anastomosierung der supraaortischen Äste.
3. Resektion des Aneurysmas und Ersatz durch Überbrückungstransplantat (Abb. 9.7a).

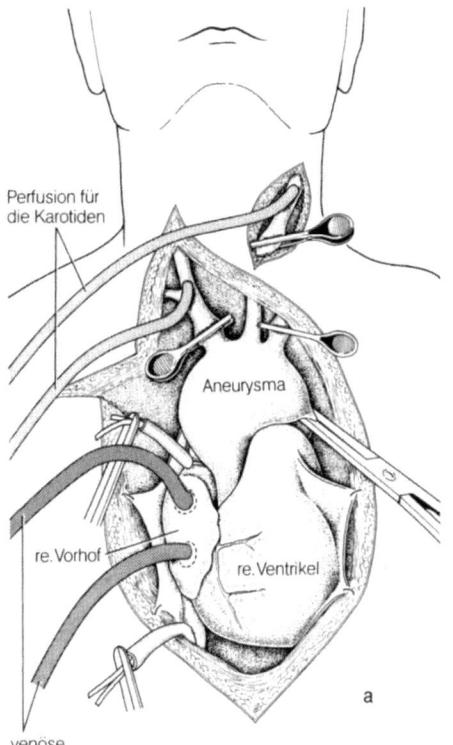
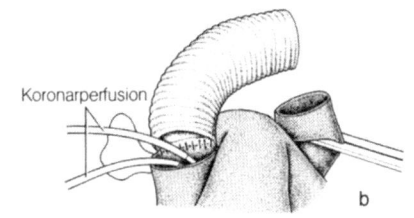
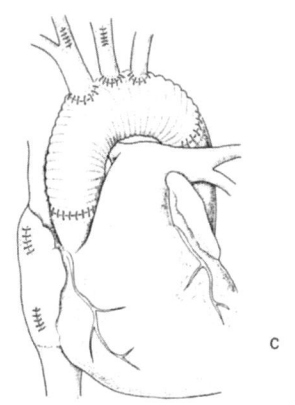

Abb. 9.6 a-c. Aneursyma des Aortenbogens. **a** extrakorporaler Kreislauf mit Perfusion der Hirngefäße durch unabhängige Pumpen. **b** nach Exstirpation des Aneurysmas Durchführung der proximalen Anastomose zwischen Aortenwurzel und Prothese. **c** interponierte Kunststoffprothese mit Anschluß an den supraaortischen Ästen

4. Anastomosierung dieses Überbrückungs-transplantates mit den supraaortischen Ästen.
5. Entfernen des temporären Bypasses (Abb. 9.7b).

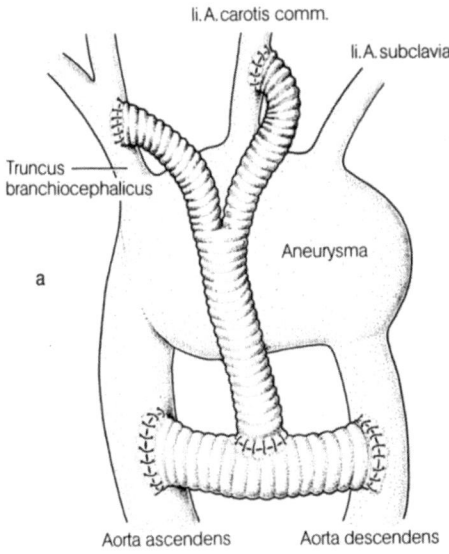

li.A.carotis comm.

li.A.subclavia

Truncus branchiocephalicus

Aneurysma

a

Aorta ascendens   Aorta descendens

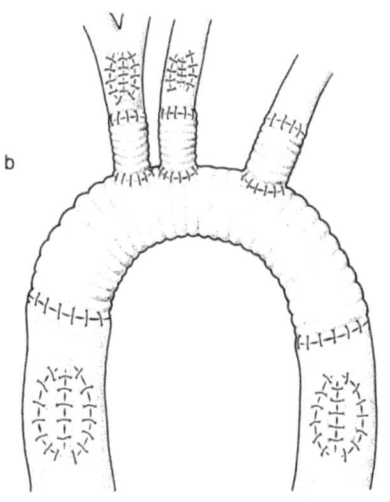

b

Abb. 9.7 a und b. Resektion eines Aortenbogenaneurysmas unter Benutzung eines temporären Dacronbypasses mit Abzweigungen zu den supraaortischen Ästen (a). Nach Resektion des Aneurysmas Rekonstruktion des Aortenbogens durch eine Kunststoffprothese mit Anschluß zu den supraaortalen Ästen (b). Danach erfolgt die Entfernung des temporären Bypasses

c) Bypassresektion mit permanentem Dacronbypass (Abb. 9.8)
1. Anlegen einer Dacronprothese und proximale Anastomosierung im Bereich der Aorta ascendens. Distale Anastomosierung im Bereich der Aorta descendens (Abb. 9.8 a).
2. Anschluß der supraaortischen Äste an diese Dacronprothese.
3. Resektion des Aneurysmas und Blindverschluß der Aortenstümpfe (Abb. 9.8 b).

9.3 Aneurysmen der Aorta descendens (Segment III)

Zugang
Laterale Thorakotomie im Bett der fünften Rippe links.
Schutzmaßnahmen gegen anoxämische Organschäden (Hirn, Rückmark, Niere) entweder durch extrakorporalen Kreislauf oder externen Shunt möglich.
1. Links-Herz Bypass = Atrio-femoraler Bypass (ohne Oxygenator).
   Kanülierung des linken Vorhofes und der linken Arteria femoralis (Abb. 9.9 a).
2. Bypass mit veno-femoraler und arterio-femoraler Kanülierung (mit Oxygenator). Es wird hierbei die Arteria und Vena femoralis kanüliert (Abb. 9.9 b).
3. Externer Shunt. Umgehungskreislauf mit Hilfe eines heparinisierten PVC-Schlauches, der proximal in die Aorta ascendens und distal vom Aneurysma in die Aorta thoracica descendens eingelegt wird. Bei dieser Methode ist keine Antikoagulation (Heparin) während der Operation notwendig, so daß insbesondere beim traumatischen Aortenaneurysma die Blutungsgefahr bei Nebenverletzungen (Leber, Milz, Niere) vermindert wird.

OP-Technik beim Aneurysma der Aorta descendens
1. Kanülierung (Herz-Lungen-Maschine) oder externer Shunt.
2. Anschlingen der Aorta proximal und distal des Aneurysmas.
3. Abklemmen der Aorta und Längsinzision.
4. Retrograde Blutungen aus den Interkostalarterien werden durch Umstechungen versorgt.

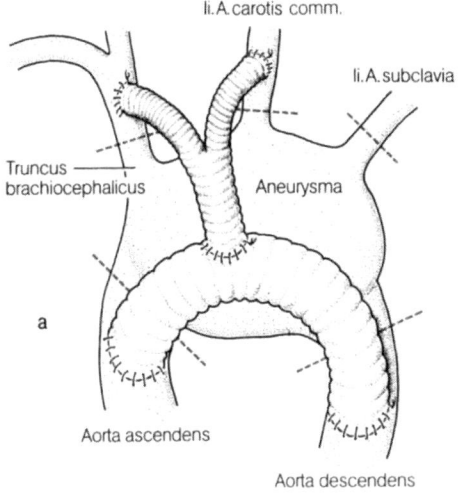

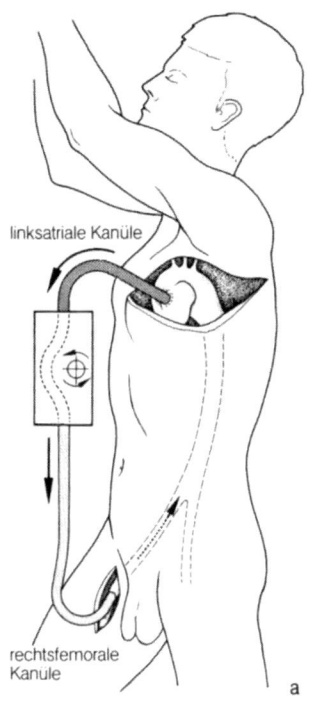

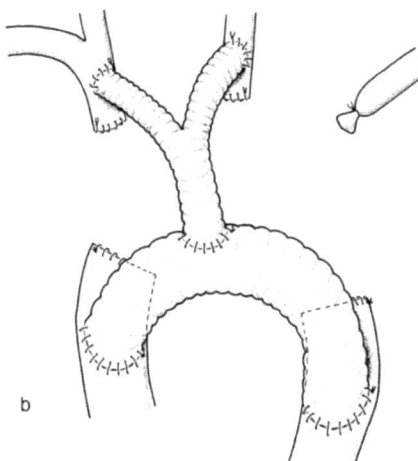

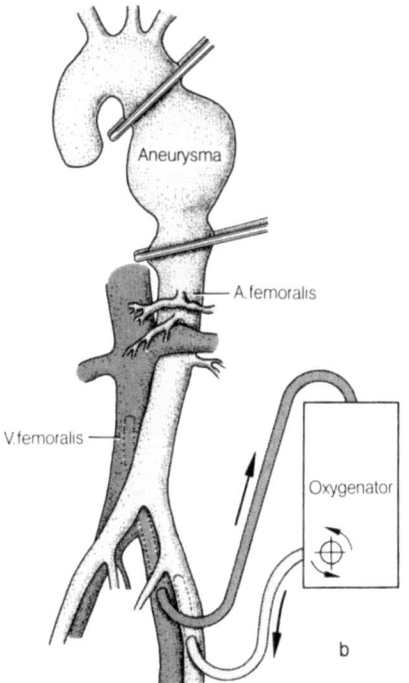

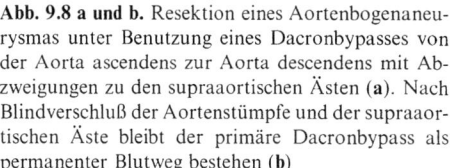

Abb. 9.8 a und b. Resektion eines Aortenbogenaneurysmas unter Benutzung eines Dacronbypasses von der Aorta ascendens zur Aorta descendens mit Abzweigungen zu den supraaortischen Ästen (**a**). Nach Blindverschluß der Aortenstümpfe und der supraaortischen Äste bleibt der primäre Dacronbypass als permanenter Blutweg bestehen (**b**)

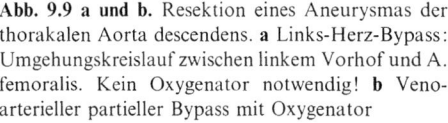

Abb. 9.9 a und b. Resektion eines Aneurysmas der thorakalen Aorta descendens. **a** Links-Herz-Bypass: Umgehungskreislauf zwischen linkem Vorhof und A. femoralis. Kein Oxygenator notwendig! **b** Venoarterieller partieller Bypass mit Oxygenator

5. Anastomosierung einer Dacronprothese End-zu-End mit 2/0 oder 3/0 (E oder P).

9.4 Aneurysma-dissecans

Ursache: Aufsplitterung der Gefäßwand und Ausbildung eines intramuralen Spaltraumes im Bereich der Media. Aus dem initialen Spaltraum entwickelt sich eine ausgedehnte Höhle zwischen den Wandschichten. Durch das einströmende Blut kommt es zu einer akuten Prallfüllung des intramuralen Spaltraumes. Bei der Weiterentwicklung des Aneurysma dissecans sind folgende vier Komplikationen möglich:

1. Fortschreiten der Dissektion
2. Ruptur der Außenschicht
3. Ruptur der Innenschicht (= Spontankorrektur durch Ausbildung eines zweiten intramuralen Gefäßkanales)
4. Thrombose des intramuralen Spaltraumes.

Die Dissektion beginnt in 65% der Fälle im Bereich der Aorta ascendens meist dicht oberhalb der Aortenklappe.

Die chirurgische Therapie richtet sich nach der Lokalisation und Ausdehnung der Dissektion (Einteilung nach De Bakey, s. Abb. 9.10).

Typ I   Die Dissektion reicht von der Aorta ascendens bis unterhalb des Zwerchfells.

Typ II   Die Dissektion ist im Bereich der Aorta ascendens lokalisiert.

Typ III Die Dissektion beginnt unterhalb des Abganges der linken Arteria subclavia.

Chirurgische Behandlung beim Typ I

1. Fensterungsoperation
Der Dissektionskanal wird eröffnet und der Blutstrom in das Aortenlumen zurückgelenkt (Abb. 9.11).
Die Aorta wird oberhalb der linken Arteria subclavia abgeklemmt und im Descendensbereich quer durchtrennt. Von dem proximalen inneren Zylinder wird ein 1 cm breiter Streifen reseziert. Die Anastomose wird dann so durchgeführt, daß proximal nur der äußere und distal beide Zylinder mit der Naht vereinigt werden.

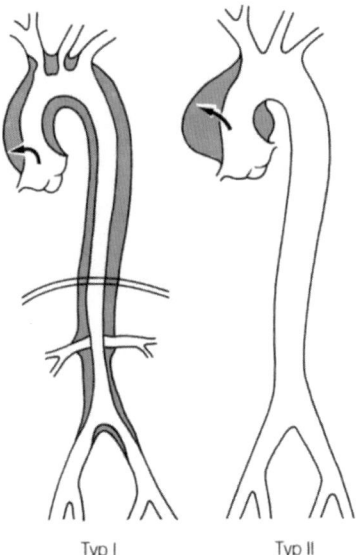

Typ I   Typ II

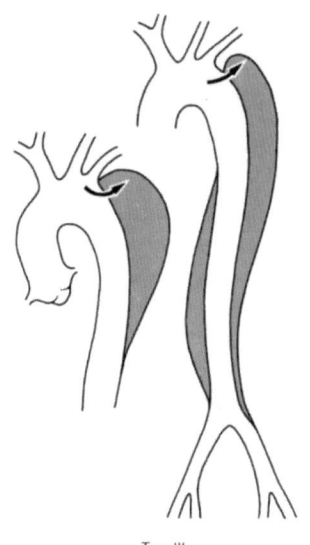

Typ III

Abb. 9.10. Einteilung der Aneurysma dissecans nach der Lokalisation

2. Vollständige oder teilweise Resektion des dissezierten Aortenabschnittes
Zugang durch mediane Sternotomie.
Die OP-Technik entspricht weitgehend der der fusiformen Aneurysmen der Aorta ascendens.

Chirurgische Behandlung beim Typ II
OP-Technik wie bei Aneurysmen der Aorta ascendens

Chirurgische Behandlung beim Typ III

Zugang: Posterolaterale Thorakotomie
Der Eingriff wird mit Hilfe eines atrio-femo-

ralen Bypasses oder eines externen Shunts durchgeführt.
OP-Technik: Partielle oder vollständige Resektion des dissezierten Aortenanteils (Abb. 9.12).

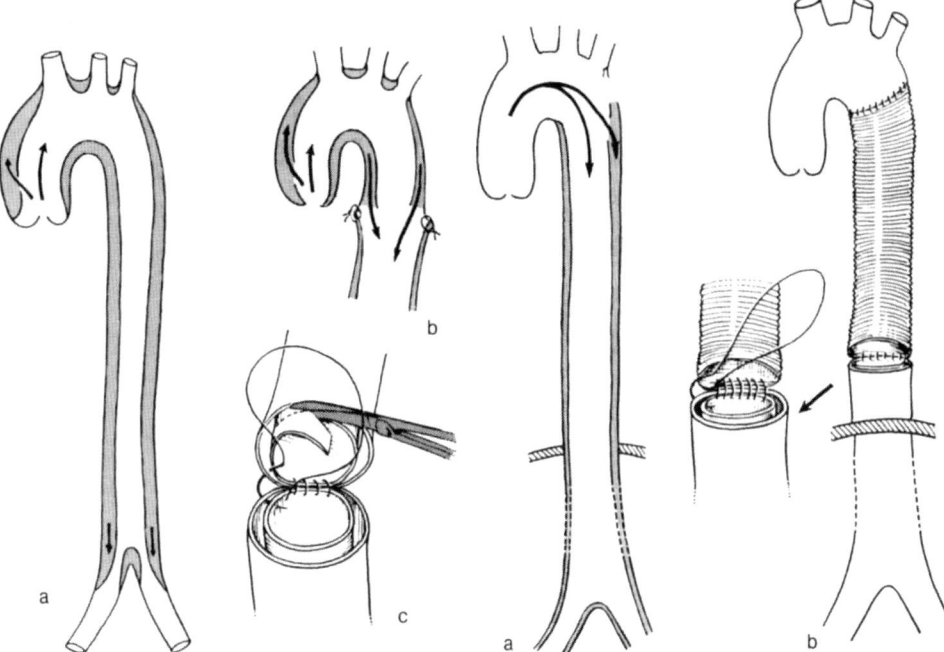

Abb. 9.11 a-c. Chirurgische Behandlung eines Aneurysma dissecans Typ A: Fenestration. **a** Dissektion schematisch, **b** Prinzip der Fenestration, **c** Operationstechnik schematisch. Proximale Resektion des Intimazylinders und Verschluß der Aortotomie unter Fassen beider Wandschichten distal

Abb. 9.12 a und b. Resektion bei Aneurysma dissecans Typ C mit Ausdehnung auf die Aorta abdominalis. **a** Schema der Dissektion des thorakalen Aortenabschnittes und Implantation einer Dacron-Prothese, **b** Bei der distalen Anastomose wird der Dissektionskanal durch Fassen des äußeren und inneren Wandzylinders verschlossen

10 Operationen von kongenitalen Vitien ohne Kurzschlußverbindung

10.1 Aortenisthmusstenose = Coarctatio der Aorta

Die Aortenisthmusstenose ist eine angeborene Verengung der deszendierenden Aorta unterhalb des Abganges der linken Arteria subclavia in unmittelbarer Nähe des Ductus arteriosus bzw. des Ligamentum arteriosum. In Abhängigkeit von der Lage des stenosierten Aortenanteils zum Ductus unterscheidet man folgende Formen:

1. Die postduktale Stenose: die Stenose liegt distal des Ductus arteriosus, der offen oder obliteriert sein kann.
2. Die duktale Stenose: die Stenose liegt direkt im Einmündungsgebiet des Ductus arteriosus, der in diesem Fall stets obliteriert ist.
3. Die präduktale Stenose: die Stenose liegt proximal an der Einmündungsstelle des Ductus arteriosus, der offen oder obliteriert sein kann.

Das operative Vorgehen richtet sich nach Lokalisation und Form der Stenose und Alter des Patienten. Bei Kindern ist in der Regel eine Resektion und End-zu-End Anastomose möglich. Die Aortenisthmusstenose kann isoliert oder in Zusammenhang mit anderen Herzdefekten auftreten: Offener Ductus arteriosus, bicuspidale Aortenklappe, Anomalien der Aorta. Eine wichtige Kombination ist diejenige von Ventrikelseptumdefekt, Aortenisthmusstenose und offenem Ductus arteriosus.

Rekonstruktionsverfahren

a) Resektion der Stenose und End-zu-End Anastomose
b) Resektion und Implantation einer Kunststoffprothese
c) Indirekte Isthmusplastik
d) Direkte Isthmusplastik

Zugangsweg: Posterolaterale Thorakotomie im Bett der vierten Rippe links (Abb. 10.1a).

a) OP-Technik – Resektion der Stenose und End-zu-End Anastomose

1. Kollateralgefäße werden beim Durchtrennen der Muskulatur angeklemmt und einzeln ligiert (3/0 D. oder V).
2. Nach Eröffnen des Thorax, Abschieben der Lunge und Eintrennen der Pleura parietalis über der Aorta.
3. Anschlingen der Arteria subclavia und der Aorta proximal und distal der Isthmusstenose (Abb. 10.1b).
4. Interkostalarterien werden vor dem Durchtrennen doppelt ligiert, bzw. mit Durchstechungsligatur (3/0 E) versorgt. Kann auf eine Durchtrennung der Interkostalarterie zur Korrektur der Isthmusstenose verzichtet werden, müssen diese Gefäße für die Zeit der Aortenabklemmung mit Bulldogklemmen abgeklemmt werden.
5. Abklemmen der Aorta mit geraden Gefäßklemmen oder Satinskyklemmen (Abb. 10.1c).
6. Resektion der Stenose (Abb. 10.1d).
7. Naht der Anastomose mit Einzelknopfnähten oder fortlaufender Naht (4/0 E. od. P.) (Abb. 10.1e).
8. Verschluß der Pleura parietalis.
9. Verschluß der Thorakotomie (s. 6.2).

b) OP-Technik – Resektion und Protheseninterposition (Abb. 10.2)
Operatives Vorgehen zunächst wie bei 1.1–1.6. Anastomosierung einer Prothese (12–16 mm) mit 3/0 (E. oder P.)

c) OP-Technik – Indirekte Isthmusplastik
Hierbei wird eine plastische Erweiterung des stenosierten Isthmusabschnittes durch Einnä-

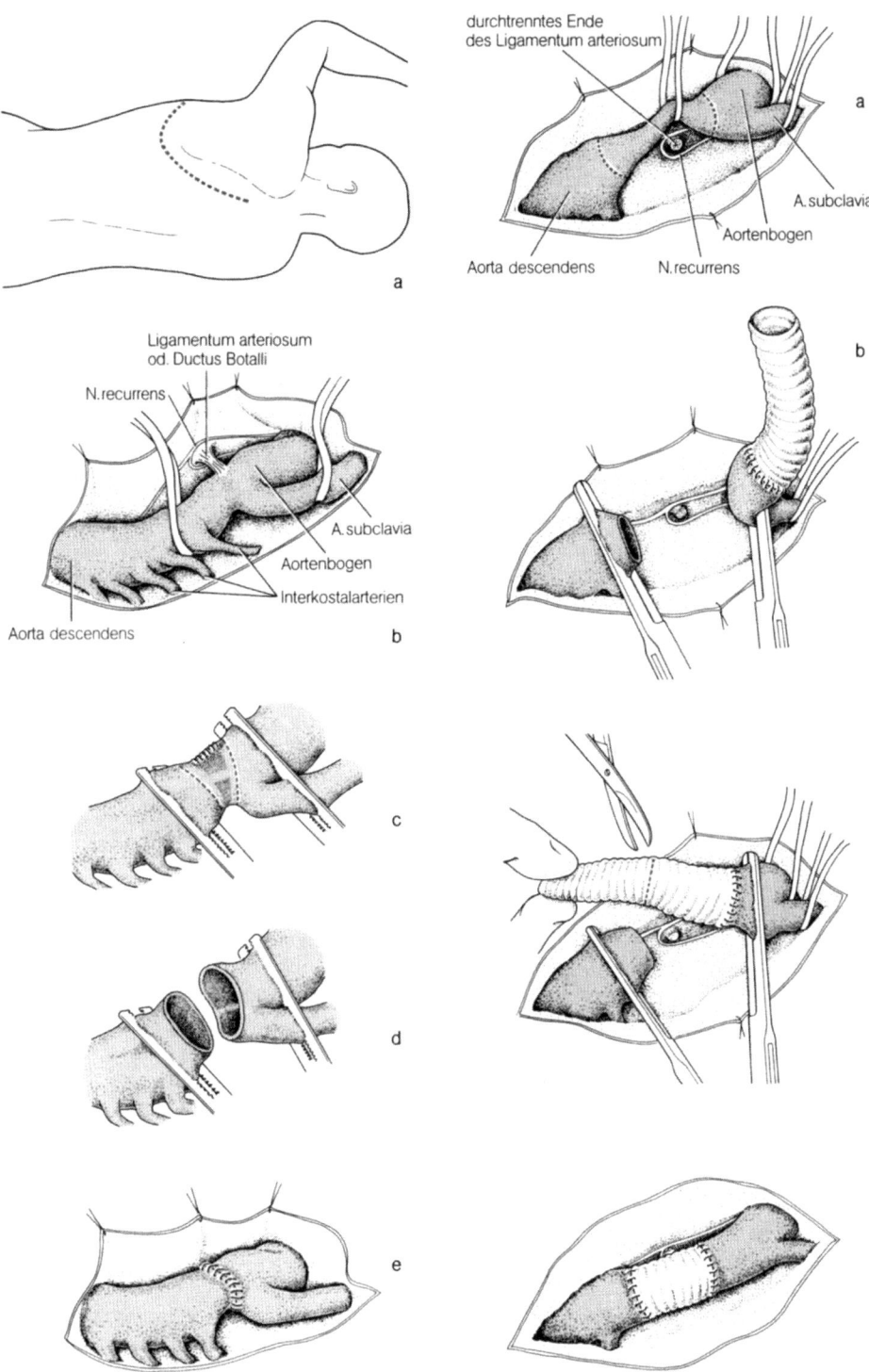

Abb. 10.1 a-e. Aortenisthmusstenose. **a** Posterolaterale Thorakotomie links. **b** topographisch-anatomische Darstellung der Isthmusstenose. **c, d** Resektion der Stenose. **e** End-zu-End-Anastomose

Abb. 10.2 a und b. Aortenisthmusstenose. **a** Topographische Anatomie einer langstreckigen Isthmusstenose. **b** Nach Resektion proximale End-zu-End-Anastomose mit einer Kunststoffprothese

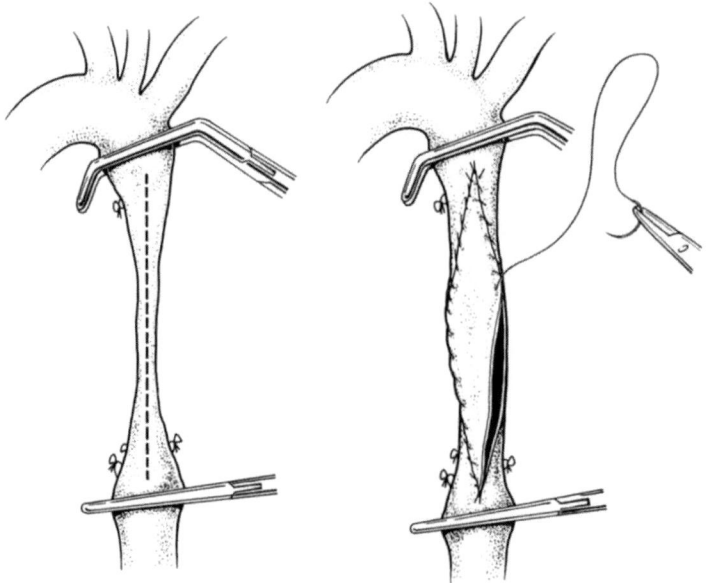

Abb.10.3. Aortenisthmusstenose: Die indirekte Isthmusplastik

hen einer Kunststoffprothese erreicht (Abb. 10.3).

Operatives Vorgehen wie bei 1.1–5.

6) Längsaortotomie

7) Einnähen eines Kunststoffpatches mit 3/0 oder 4/0 (E. oder P.).

d) OP-Technik – Direkte Isthmusplastik

Die Technik der direkten Isthmusplastik ist nur bei den selten vorkommenden kurzen umschriebenen Stenosen anwendbar. Das Prinzip der Operation besteht darin, den stenosierten Isthmusabschnitt längs zu eröffnen und quer mit Einzelknopfnähten zu vernähen (Abb. 10.4).

10.2 Kongenitale Aortenstenose

Die angeborene Aortenstenose kommt unter allen konnatalen Herzfehlern mit einer Häufigkeit von etwa 6% vor. Eine operative Behandlung ist bei einem Gradienten von 50 mm Hg und mehr angezeigt. Bei der valvulären Aortenstenose liegt jedoch häufig eine bicuspidale d. h. zweizipflige Klappe vor. In seltenen Fällen kann auch eine unicuspidale Klappe vorliegen, die vom chirurgischen Standpunkt die ungünstigste Form für eine Korrektur darstellt. Das

Prinzip der Operation besteht im Eintrennen der verlöteten Kommissuren.

OP-Technik (Abb. 10.5)

1. Zugangsweg: mediane Sternotomie

2. arterielle und venöse Kanülierung

3. Übergang vom partiellen auf totalen Bypass

4. Quere Aortotomie (Abb. 10.5 a)

5. Inzision der Kommissuren mit einem feinen langen Skalpell (Abb. 10.5 b)

6. Verschluß der Aortotomie fortlaufend mit 2/0 oder 3/0 E. oder P. (Abb. 10.5 c)

7. Dekanülierung

8. Schichtweiser Thoraxverschluß

10.3 Pulmonalstenose

10.3.1 Valvuläre Pulmonalstenose. Angeborener Herzfehler der Pulmonalklappe, der mit einer Infundibulumstenose (siehe isolierte Infundibulumstenose) oder mit einem Vorhofseptumdefekt (siehe Fallot'sche Trilogie) kombiniert sein kann. Die Stenose liegt in der Pulmonalklappe, am Klappenring oder an beiden Orten.

OP-Technik

1. Geschlossene transventrikuläre Operation (Brock'sche Operation)

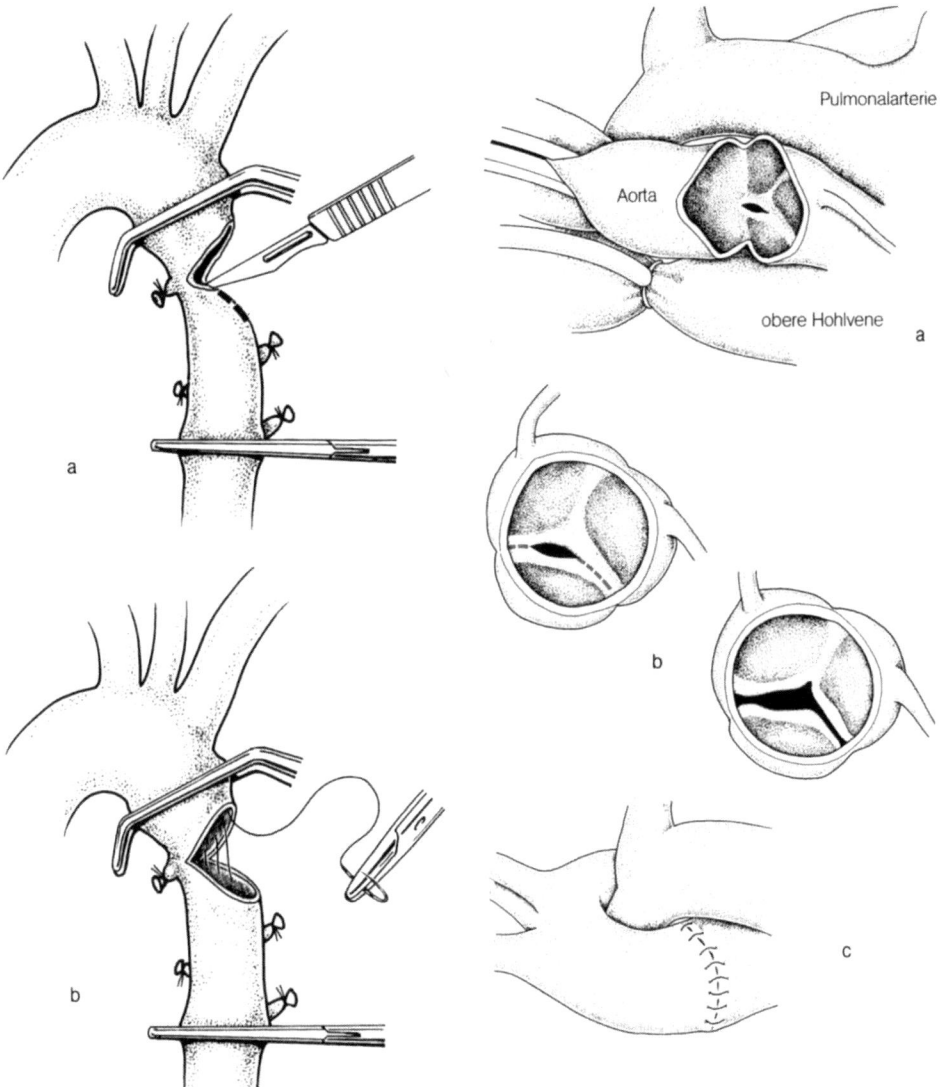

Abb. 10.4 a und b. Aortenisthmusstenose: Die direkte Isthmusplastik, **a** Eröffnung der Aortenlumens. **b** Versorgung der Hinterwand

Abb. 10.5 a-c. Kongenitale valvuläre Aortenstenose. **a** Zugang durch eine quere Aortotomie. **b** Inzision der Kommissuren im Bereich der Taschenklappen. **c** Verschluß der Aortotomie durch fortlaufende Naht

Durch eine Inzision am rechten Ventrikel erfolgt die instrumentelle Erweiterung der Pulmonalklappe. Das eingeengte Pulmonalklappenostium wird zunächst mit Hegarstiften aufbougiert und dann mit einem modifizierten Tubbs-Dilatator aufgedehnt. Der Eingriff erfolgt über eine mediane Sternotomie oder eine links anterolaterale Thorakotomie und ist ohne Herz-Lungen-Maschine möglich. Dieses Operationsverfahren wird selten durchgeführt.

Methode der Wahl ist die **2**. Offene transarterielle Kommissurotomie der Pulmonalklappe mit Hilfe des extrakorporalen Kreislaufes.

Die reine Pulmonalstenose wird unter scharfer Durchtrennung der verschmolzenen Pulmonalkommissuren bis zum Anulus hin korrigiert.

OP-Technik

1. Zugang: Mediane Sternotomie
2. Kanülierung; Übergang partieller-totaler Bypass (Abb. 10.6 a)
3. Haltefäden für die Inzision an der Pulmonalarterie (4/0 E)
4. Arteriotomie durch eine quere oder längs verlaufende Inzision
5. Inzision der Kommissuren der Pulmonalklappe bis zum Klappenring (Abb. 10.6 b–d)
6. Verschluß der Arteriotomie fortlaufend (4/0 E. oder P.) (Abb. 10.6 e)
7. Dekanülierung und Verschluß des Thorax.

Besteht nach der Inzision der Pulmonalklappe noch ein enger Klappenring, wird die Inzision an der Pulmonalarterie durch den Klappenring auf die Ausflußbahn verlängert. Der Verschluß erfolgt durch ein rautenförmiges Stück Pericard oder Teflon.

Wenn die Pulmonalklappe stark deformiert und der Klappenring zu eng ist, wird die Klappe entfernt (Abb. 10.7). Der Verschluß erfolgt wie bei 2.2.

10.3.2 Infundibuläre Pulmonalstenose.
Die infundibuläre Pulmonalstenose kann mit einer normalen oder deformierten Pulmonalklappe kombiniert sein. Eine isolierte Infundibulumstenose ist selten. Meistens liegt zusätzlich ein Ventrikelseptumdefekt vor.

OP-Technik (Abb. 10.8)

1. Mediane Sternotomie
2. Kanülierung, Übergang partieller-totaler Bypass (Abb. 10.8 a)
3. Haltefäden im Bereich der vorgesehenen Ventrikulotomie (0-S oder E)
4. Infundibulumresektion durch Entfernen der parietalen und septalen Muskelbänder (Abb. 10.8 b und c)
5. Verschluß der Ventrikulotomie fortlaufend, zweireihig (2/0 E.) (Abb. 10.8 d)
6. Dekanülierung und Verschluß des Thorax.

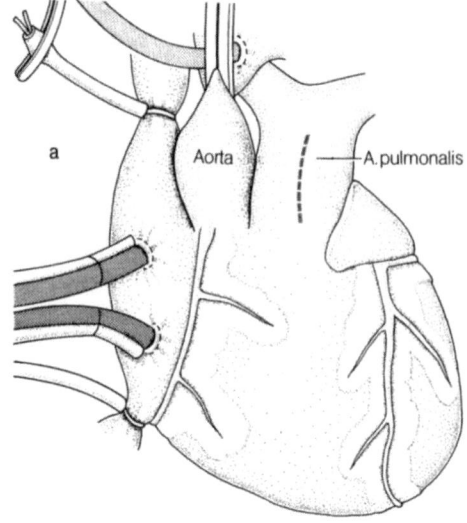
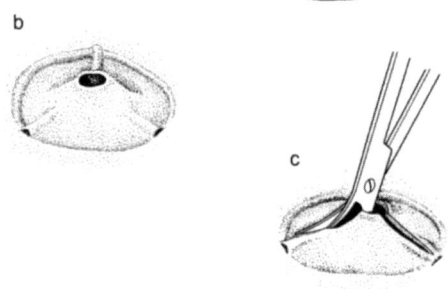
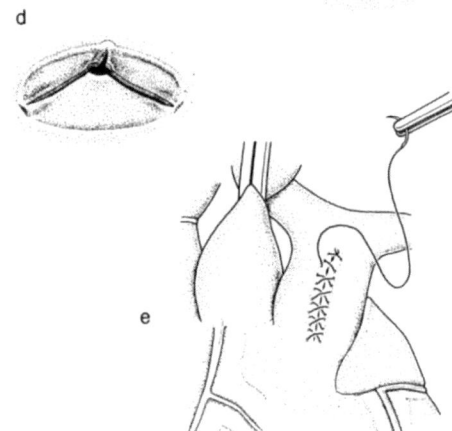

Abb. 10.6 a-e. Valvuläre Pulmonalstenose. **a** Totaler Bypass und Inzision der Pulmonalarterie. **b-d** Inzision der drei Kommissuren der Pulmonalklappe. **e** Verschluß der Inzision durch eine zweireihige fortlaufende Naht

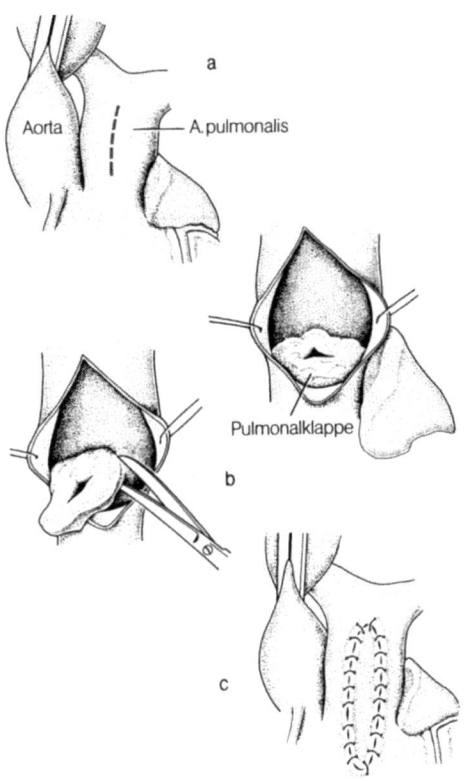

Abb. 10.7 a-c. Valvuläre Pulmonalstenose. **a** Totaler Bypass und Inzision der a. pulmonalis. **b** Entfernen der deformierten Klappe. **c** Verschluß der in die Ausflußbahn des rechten Ventrikels verlängerten Inzision durch ein rautenförmig zugeschnittenes Stück Pericard oder Kunststoff

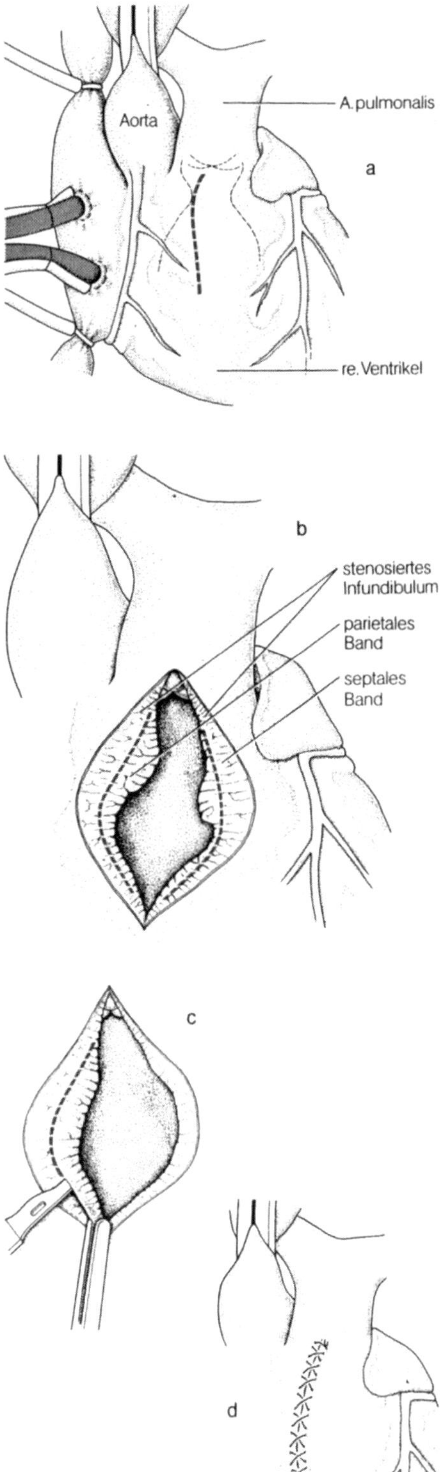

Abb. 10.8 a-d. Infundibuläre Pulmonalstenose. **a** Inzision im Bereich der Ausflußbahn des rechten Ventrikels. **b und c** Resektion der infundibulären Stenose. **d** Verschluß der Ventrikulotomie

41

11 Operationen von kongenitalen Vitien mit Kurzschlußverbindung

11.1 Offener Ductus arteriosus Botalli

Der Ductus arteriosus, einer der häufigsten und gutartigsten angeborenen Herzfehler, kann als isolierter Defekt oder in Zusammenhang mit anderen Mißbildungen auftreten. Häufig kombiniert mit einem Ductus Botalli kommen eine Aortenisthmusstenose oder Ventrikelseptumdefekt vor. Der offene Ductus entsteht durch das Persistieren einer embryonalen obligaten Strombahn zwischen der Pulmonalarterie und der Aorta. Alle Neugeborenen haben einen offenen Ductus Botalli, der sich im allgemeinen während der ersten Stunden nach der Geburt verschließt.
Zur operativen Behandlung stehen zwei Methoden zur Verfügung:
1. Durchtrennung des Ductus
2. Ligatur des Ductus

OP-Technik der Durchtrennung des offenen Ductus Botalli (Abb. 11.1)
1. Postero laterale Thorakotomie (Abb. 11.1a)
2. Eintrennen der Pleura parietalis
3. Anschlingen des Ductus (Abb. 11.1b)
4. Ansetzen zweier Gefäßklemmen an die aortale und pulmonale Seite des Ductus (Abb. 11.1c)
5. Schrittweise Durchtrennung des Ductus, wobei die Schnittenden mit 4/0 oder 5/0 (S. oder P.) vernäht werden (Abb. 11.1d)
6. Nach erfolgter Durchtrennung werden Tabaksbeutelnähte (3/0) zur Verstärkung des fortlaufenden Nahtverschlusses der Stümpfe angelegt.
Eine zweite Möglichkeit zur Sicherung der Naht besteht in einer zweiten fortlaufenden Nahtreihe (Abb. 11.1e).

OP-Technik der Ligatur des Ductus Botalli (Abb. 11.2)
1. Postero laterale Thorakotomie

2. Eintrennen der Pleura parietalis
3. Legen von drei Ligaturen:
   a) in der Mitte des Ductus Botalli
   b) an die aortale Seite mit atraumatischer Naht, um die Adventitia mitfassen zu können. Dadurch wird ein Abrutschen der Ligaturen verhindert. Das Ende des Fadens wird mit einem Overholt um den Ductus geführt.
   c) an die pulmonale Seite wie bei b).

OP-Technik zur Versorgung eines „schwierigen" Ductus Botalli
Bei sehr kurzem Ductus (= Fenstertyp), älteren Patienten mit Ductusverkalkung, nach abgelaufener Endokarditis mit fragilem Ductus oder nach vorausgegangener Operation in der Umgebung des Ductus erfolgt die Ductusligatur bzw. Durchtrennung mit Hilfe eines Linksbypasses (Umgehungskreislauf linker Vorhof-Femoralarterie).

11.2 Vorhofseptumdefekt (ASD)

Beim Vorhofseptumdefekt, der den häufigsten angeborenen Herzfehler darstellt, werden verschiedene Formen unterschieden (Abb. 11.3).
1. Ostium-Secundumdefekt (= ASD II). Ellipsenförmiger Defekt im Bereich der Fossa ovalis ohne weitere Anomalien.
2. Ostium-Primumdefekt (= ASD I). Runder, tief im Bereich des Vorhofseptum gelegener Defekt in Nachbarschaft zum oberen Rand des Ventrikelseptums und des Mitral- und Trikuspidalklappenringes. An der Mitralklappe, oft auch am septalen Segel der Trikuspidalklappe kommt es zu einer Spaltbildung. Die Mitralklappe ist durch diese Spaltbildung in der Regel, jedoch nicht immer insuffizient. Beim tiefsitzenden ASD I mit bestehender Mitralklappeninsuffizienz

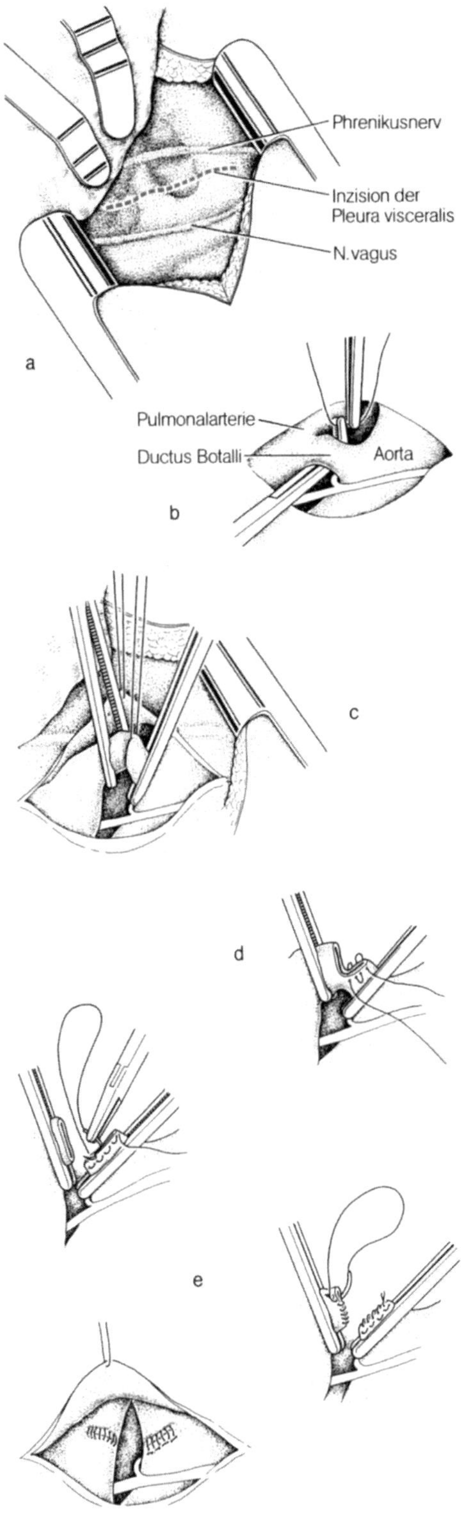

Phrenikusnerv

Inzision der
Pleura visceralis

N.vagus

a

Pulmonalarterie

Ductus Botalli

Aorta

b

c

d

e

Abb. 11.1 a-e. Ductus Botalli. **a** Topographische Anatomie des Ductus. **b** Anschlingen des Ductus. **c** Ansetzen von Gefäßklemmen an die aortale und pulmonale Seite des Ductus. **d** und **e** Schrittweise Durchtrennung und Vernähung der Ductusenden

←

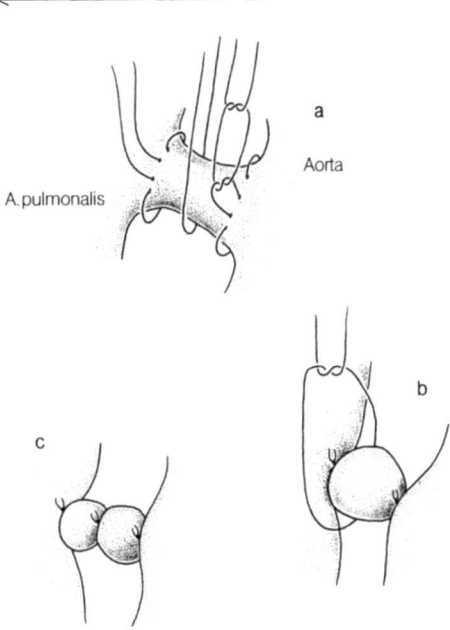

a

Aorta

A.pulmonalis

b

c

Abb. 11.2. a Legen der drei Ligaturen im Bereich des Ductus Botalli, **b** und **c** Verknoten der aortenwärts und pulmonalwärts gelegen Naht, zum Schluß der dritten Ligatur

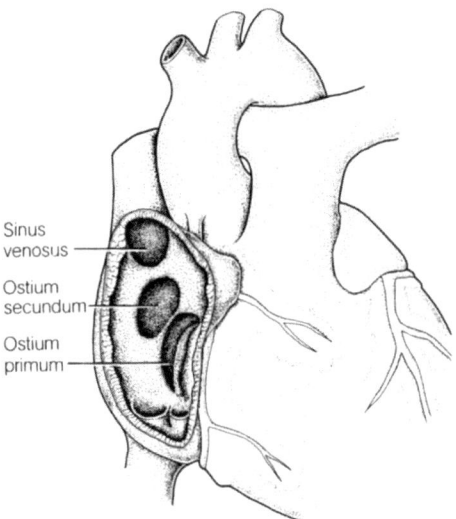

Sinus
venosus

Ostium
secundum

Ostium
primum

Abb. 11.3. Einteilung der Vorhofseptumdefekte nach ihrer Lokalisation

spricht man auch vom partiellen Atrioventrikularkanal (= partieller AV-Kanal).

3. Sinus venosus Defekt. Der Defekt liegt im oberen Teil des Vorhofseptums an der Mündungsstelle der Vena cava superior. Es ist fast immer eine partielle Lungenvenentransposition vorhanden. Die fehleinmündenden Venen kommen in der Regel aus dem Ober- und Mittellappen der Lunge.

OP-Technik zum Verschluß des ASD II
(Abb. 11.4)
1. Zugangsweg:
    a) Mediane Sternotomie oder
    b) antero laterale Thorakotomie rechts
2. Kanülierung, Übergang partieller-totaler Bypass
3. Eröffnen des rechten Vorhofes durch eine quere oder longitudinale Atriotomie (Abb. 11.4b)
4. Verschluß des Defektes
4.1 durch fortlaufend überwendliche Naht (3/0 E. oder P.), wobei zunächst an jedem Ende des Defektes eine Naht gelegt wird (Abb. 11.4c–d)
4.2. Bei großen Defekten erfolgt der Verschluß durch einen Dacron- oder Perikardpatch. Einnähen des Patches mit fortlaufender 3/0 Naht (E. oder P.)
5. Verschluß der Atriotomie durch fortlaufende 3/0 Naht, über diese Nahtreihe wird eine zweite fortlaufende 4/0 Naht gelegt (E. oder P.)
6. Dekanülierung
7. Verschluß der Kanülierung am re. Vorhof mit 3/0 (E.)
8. Verschluß der Kanülierungsstelle im Bereich der Aorta mit 2/0 (E.)
9. Verschluß des Thorax (s. 6.1/2).

OP-Technik zum Verschluß des ASD I
(Abb. 11.5)
1. Zugangsweg: Mediane Sternotomie
2. Kanülierung, Übergang partieller totaler Bypass
3. Atriotomie durch eine longitudinale oder vertikale Inzision (11.5a)
4. Verschluß des Defektes erfolgt immer unter Zuhilfenahme eines Patches (Kunststoff oder Perikard)

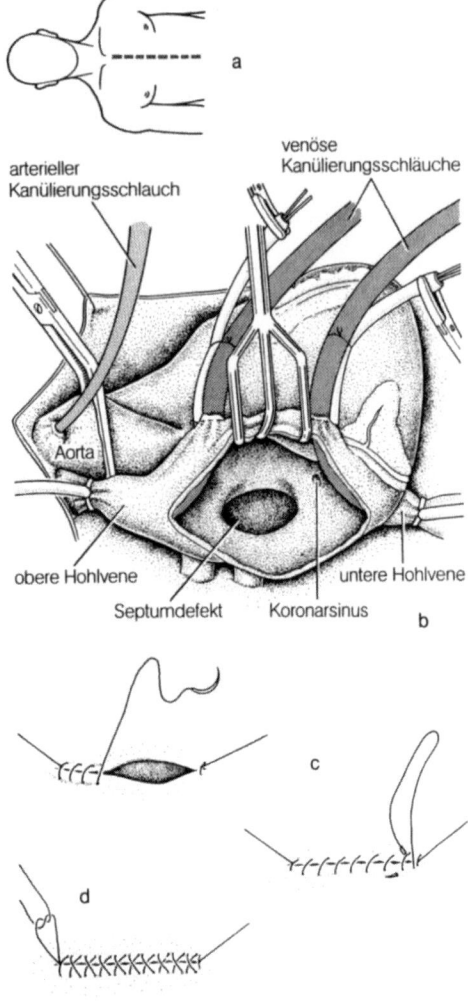

Abb. 11.4 a-d. Vorhofseptum vom Secundum Typ. a Mediane Sternotomie. Totaler Bypass. b Eröffnen des rechten Vorhofes. c Verschluß des Septumdefektes durch eine fortlaufende Naht. d Zweite fortlaufende Naht

5. Korrektur des ASD I beginnt in der Regel mit Verschluß des Spaltes im aortalen Mitralsegel durch Einzelknopfnähte (2/0 E.) (Abb. 11.5b)
6. Der Patch wird am gemeinsamen Anulus der Mitral- und Trikuspidalklappe und entlang dem unteren Rand des Defektes bis in Höhe des Koronarsinus mit Einzelnähten fixiert. Die Naht des oberen Defektrandes erfolgt fortlaufend (3/0 E.) (Abb. 11.6)
7. Weiteres Vorgehen wie bei ASD II 5–9.

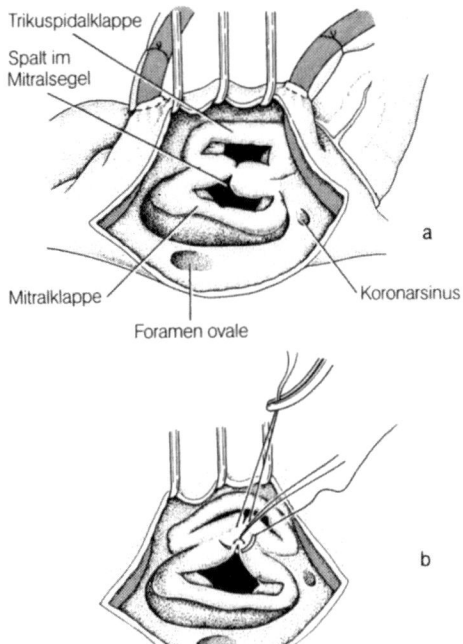

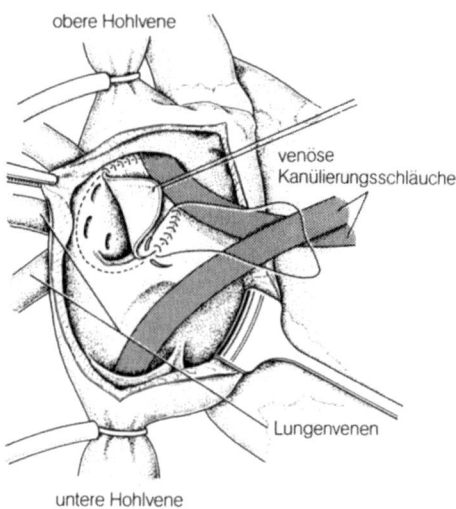

Abb. 11.7. Sinus venosus Defekt. Totaler Bypass. Verschluß des Septum defekts mit einem Pericard- oder Kunststoffpatch

Abb. 11.5 a-c. Vorhofseptumdefekt vom Primum Typ. **a** Totaler Bypass. Eröffnen des rechten Vorhofs. **b** Naht des Spaltes im aortalen Mitralsegel. **c** Verschluß des Septum defekts mit einem Kunststoffpatch

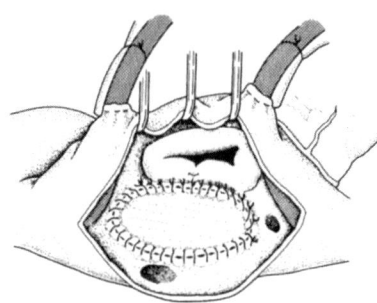

Abb. 11.6

OP-Technik zum Verschluß eines Sinus venosus Defektes (Abb. 11.7)
1. Zugangsweg: Mediane Sternotomie oder rechtsseitige antero-laterale Thorakotomie
2. Kanülierung, Übergang partieller totaler Bypass
3. Longitudinale Atriotomie bis zur oberen Cavaeinmündung
4. Verschluß des Defektes mit Korrektur der Fehleinmündung der Pulmonalvenen mit einem Perikard- oder Kunststoffpatch durch fortlaufende 3/0 Naht (E. oder P.)
5. Weiteres Vorgehen wie bei ASD II 5–9.

11.3 Ventrikelseptumdefekt (VSD)

Ventrikelseptumdefekte treten in anatomisch verschiedenen Lokalisationen auf. Für die Chirurgie hat sich folgende Einteilung der Ventrikelseptumdefekte bewährt, da sie entwicklungsgeschichtlich und hämodynamische Gruppen zusammenfaßt (Abb. 11.8).

Typ I   Völliges Fehlen des Septums (Singulärer Ventrikel)

Typ II   Defekte im Bereich des membranösen Septums. Häufigste Form aller Ventrikelseptumdefekte. Der Defekt liegt unterhalb des Aortenklappenringes.

Typ III Supracristale Defekte. Der Oberrand der Defekte wird durch den pulmonalen Klappenring und der rechte Rand durch den Aortenklappenring gebildet.

Typ IV Muskuläre Septumdefekte. Diese Defekte kommen in weniger als 10% aller Septumdefekte vor. Sie liegen vollkommen im muskulären Septum und kommen häufig multipel vor.

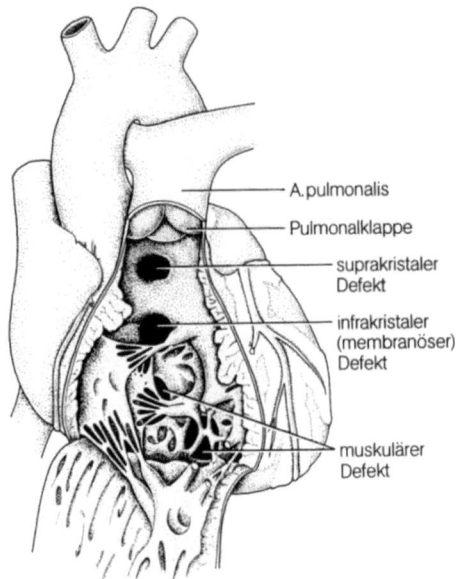

A.pulmonalis

Pulmonalklappe

suprakristaler Defekt

infrakristaler (membranöser) Defekt

muskulärer Defekt

Abb. 11.8. Einteilung der Ventrikelseptumdefekte nach ihrer Lokalisation

In den meisten kardiochirurgischen Zentren wird eine Primärkorrektur des VSD mit Hilfe der extrakorporalen Zirkulation durchgeführt. Bis zum 1. Lebensjahr stellt die Bändelung (= Banding) der Pulmonalarterie bei besonderen Indikationen das risikoärmere Vorgehen dar (siehe Palliativeingriffe bei kongenitalen Herzvitien). Intervall zwischen Banding und nachfolgenden Korrektureingriffen 1–3 Jahre.

Zum Verschluß eines Ventrikelseptumdefektes stehen in Abhängigkeit vom Sitz des Defektes drei Zugangswege zur Verfügung.

1. Transatrial
2. Transventrikulär
3. Transaortal.

Der Verschluß des Septumdefektes erfolgt in Abhängigkeit von der Größe und Lokalisation entweder durch Matratzen-Einzelnähte mit 2/0 oder 3/0 (E.) oder mit einem Kunststoffpatch. Das Einnähen des Patches kann mit folgenden Nahttechniken durchgeführt werden:

1. Fortlaufend überwendliche Naht (2/0 oder 3/0 E.)
2. Einzelnähte in Form von U-Nähten mit doppelt armierten Fäden. Um einem Durchschneiden der Nähte vorzubeugen, können kleine Teflonstreifen als Widerlager verwandt werden.

3. Kombination von fortlaufender überwendlicher Naht und Einzelnähten (2/0 oder 3/0 E.).

OP-Technik zum Verschluß eines VSD

1. Zugangsweg: Mediane Sternotomie
2. Kanülierung, Übergang partieller totaler Bypass
3. Freilegung des Septumdefektes (transatrial, transventrikulär oder transaortal) (Abb. 11.9 a)
   Vor Durchführung der Ventrikulotomie, Anlegen von Haltefäden (0-Seide) an der Ventrikelmuskulatur. Dies ist schonender als die Verwendung von Metallhaken, da es bei diesen durch Zug am Haken zu einem Weiterreißen der Ventrikelmuskulatur kommen kann.
4. Verschluß des Defektes siehe oben (Abb. 11.9 b-c)
5. Verschluß der Ventrikulotomie (0-Seide), Atriotomie bzw. Aortotomie (2/0 E.)
6. Dekanülierung
7. Verschluß der Kanülierungsstelle im Bereich des rechten Vorhofes (3/0 E.)
8. Verschluß der Kanülierungsstelle im Bereich der Aorta (2/0 E.)
9. Verschluß des Thorax

Debanding der Arteria pulmonalis
Banding siehe 12.1.
Unter Debanding versteht man die Beseitigung einer palliativ angelegten Pulmonalstenose nach Verschluß eines Ventrikelseptumdefektes.

OP-Technik (Abb. 11.10)

1. Mediane Sternotomie
2. Weiteres Vorgehen siehe Verschluß eines VSD
3. Nach Verschluß des VSD wird das die Pulmonalarterie umschlingende Teflonbändchen freipräpariert und durchschnitten. Läßt sich die Pulmonalarterie im Bereich der Stenose nicht entfalten, wird das Gefäß im Stenosebereich längs inzidiert (Abb. 11.10 a) und durch Kunststoff- oder Perikardpatch erweitert (4/0 E. oder P.) (Abb. 11.10 b).

11.4 Totaler Atrioventrikularkanal (A-V-Kanal)

Der totale A-V-Kanal ist gezeichnet durch einen vollständig gespaltenen, gemeinsamen

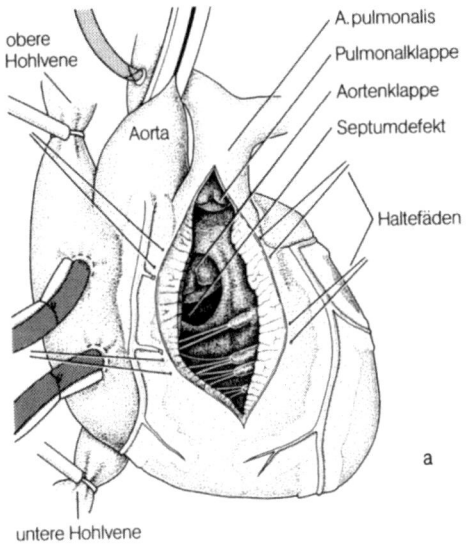

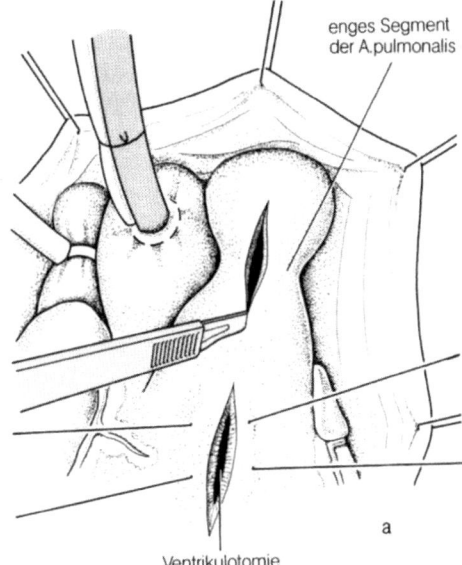

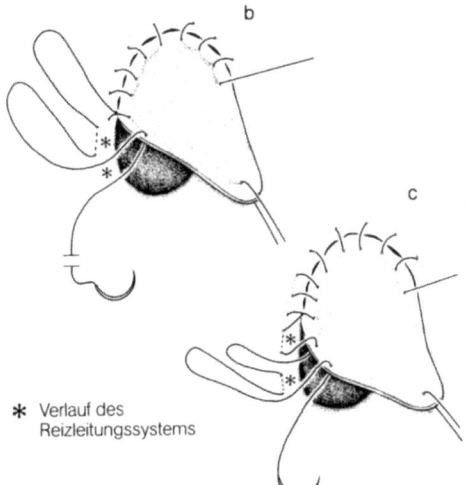

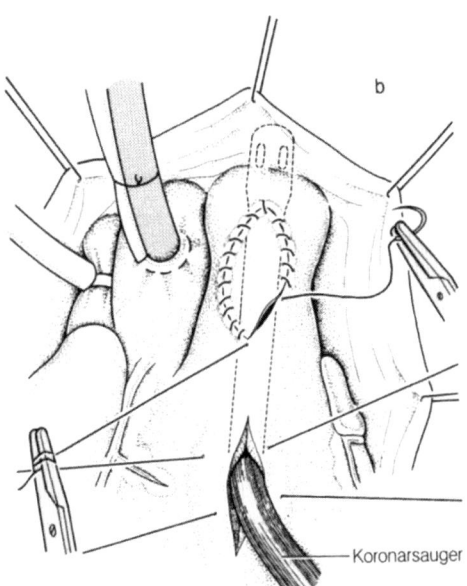

Abb. 11.9 a-c. Ventrikelseptumdefekt. **a** Totaler Bypass. Längseröffnen des rechten Ventrikels. **b** und **c** Verschluß des Ventrikelseptumdefektes mit einem Kunststoffpatch durch eine fortlaufende Naht

Abb. 11.10 a und b. Debanding der Arteria pulmonalis. **a** Inzision des engen Pulmonalarteriensegmentes. **b** Erweiterungsplastik durch Verschluß der Inzision mit einem Kunststoff- oder Pericardpatch

Atrioventrikularklappenapparat bei gleichzeitigem Vorliegen eines Primumdefektes des Vorhofseptums und eines großen Ventrikelseptumdefektes unmittelbar unterhalb der Klappenebene. Dadurch findet sich ein Spaltraum unter dem gemeinsamen Anteil der Mitral- und Trikuspidalklappe. Der Defekt wird durch Einnähen eines Kunststoffpatches verschlossen. Daneben müssen immer valvuloplastische Rekonstruktionen an der Mitral- und Trikuspidalklappe aus den Anteilen der halbierten Atrioventrikularklappe durchgeführt werden. Unter Umständen kann ein Klappenersatz der Mitralis notwendig werden.

11.5 Fallot'sche Tetralogie

Die Fallot'sche Tetralogie besteht aus einer Kombination von vier Mißbildungen:

1. Stenose der Ausflußbahn des rechten Ventrikels (valvuläre, infundibuläre od. kombiniert valvuläre u. infundibuläre Stenose)
2. Ventrikelseptumdefekt
3. Dexotroposition der Aorta (die Aorta reitet auf dem Ventrikelseptumdefekt)
4. Hypertrophie des rechten Ventrikels

Bei zusätzlichem Vorhofseptumdefekt spricht man von Fallot'scher Pentalogie.
Die Größe des Rechts-Links-Shunts und damit die Schwere der Zyanose hängt ausschließlich vom Grad der Pulmonalstenose ab, die in der Regel aus einer Kombination von Klappen- und Infundibulumstenose besteht. Zwischen der extremen Tetralogie mit hochgradiger Zyanose und der azyanotischen Tetralogie (geringe Pulmonalstenose, dadurch ausgeglichener bidirektionaler oder sogar vorwiegender Links-Rechts-Shunt) liegt ein breites Spektrum von Schweregraden.
Bei zyanotischen Säuglingen und bei Kindern, die für eine Totalkorrektur zu jung sind, kommen Palliativeingriffe zur Anwendung (siehe Palliativeingriffe bei kongenitalen Herzvitien).
Die Totalkorrektur besteht in einem Verschluß des Ventrikelseptumdefektes und einer Behebung des Ausstromhindernisses aus dem rechten Ventrikel.

OP-Technik (Abb. 11.11).
1. Mediane Sternotomie
2. Kanülierung, Übergang partieller totaler Bypass
3. Haltefäden an der Vorderwand des rechten Ventrikels (0-Seide) und Längsinzision des rechten Ventrikels.
4. Verschluß des VSD mit Kunststoffpatch (siehe VSD/11.3).
5. Korrektur der Ausflußbahn des rechten Ventrikels (= Infundibulumresektion) durch Exzision von Infundibulumgewebe.
6. Wenn die Pulmonalklappe eng ist, wird die Klappe inzidiert; bei Stenose des Klappenringes wird die Klappe entweder exzidiert oder die Ventrikulotomie auf die Pulmonalarterie verlängert und der hypoplastische Pulmonalklappenring durch Einsetzen eines Perikard- oder Kunststoffimplantats erweitert (3/0 E. im Bereich des Ventrikels und 4/0 E. oder P. im Bereich der Arteria pulmonalis).
7. Die Ventrikulotomie wird entweder durch eine fortlaufende zweireihige Naht verschlossen (Abb. 11.11 a) oder bei noch bestehender Enge der infundibulären Ausflußbahn bzw. bei hypoplastischer Pulmonalarterie mit einem Perikard- oder Dacronpatch in Form einer Ausflußbahnplastik versorgt (Abb. 11.11 b) Verschluß der Ventrikulotomie mit 2/0 E.
8. Dekanülierung und Verschluß des Thorax (s. ASD)

11.6 Transposition der großen Gefäße

Bei der unkomplizierten kompletten Transposition der großen Gefäße entspringt die Aorta vorne aus dem rechten Ventrikel und der Pulmonalishauptstamm hinten aus dem linken Ventrikel. Die Kinder sind nur dann lebensfähig, wenn eine Kurzschlußverbindung zwischen großem u. kleinem Kreislauf besteht. Als echte Verbindungen können ein offener Ductus Botalli, ein Vorhof- od. ein Ventrikelseptumdefekt, auch Kombinationen dieser Shunts, angetroffen werden.

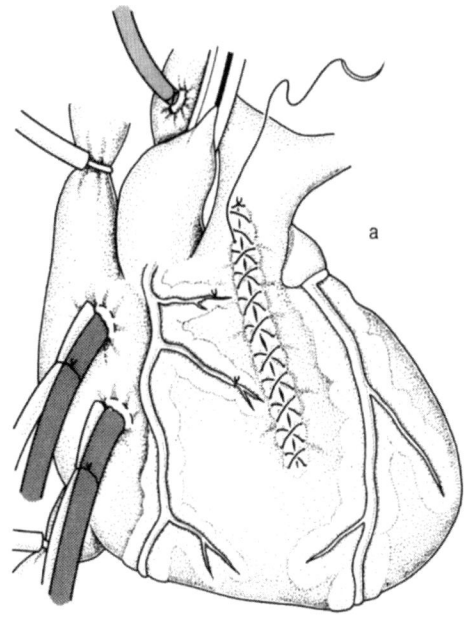

Palliativeingriffe im Säuglingsalter
1. Rashkind-Methode: Ein Ballonkatheter wird über die Vena femoralis durch das Foramen ovale in den Vorhof eingeführt. Der Katheter wird dann, nachdem er mit verdünntem Kontrastmittel gefüllt ist, mit Gewalt zurückgezogen. Dadurch wird die dünne Klappe des Foramen ovale gesprengt.
2. Blalock-Hanlon-Operation: Anlegen eines künstlichen Vorhofseptumdefektes (s. Palliativeingriffe bei kongenitalen Herzvitien).

Korrektur nach Mustard
Mit Hilfe der Herz-Lungen-Maschine wird das Vorhofseptum exzidiert und durch Einsetzen eines Perikardtransplantates in den Vorhof das Lungenvenenblut in den rechten Ventrikel und das Körpervenenblut in den linken Ventrikel umgeleitet.

11.7 Fehlmündung der Lungenvenen

Bei einer Fehlmündung der Lungenvenen fehlt die Verbindung zwischen einigen oder allen Lungenvenen und dem linken Vorhof. Die Pulmonalvenen entleeren entweder in eine der großen Körpervenen oder direkt in den rechten Vorhof.

11.7.1 Partielle Lungenvenentransposition. Eine oder mehrere Lungenvenen münden in die Vena cava superior nahe ihrer Einmündung in den rechten Vorhof oder direkt in den rechten Vorhof. Die übrigen Pulmonalvenen entleeren regelrecht in den linken Vorhof. Meist besteht ein Vorhofseptumdefekt. Operative Therapie s. Sinus venosus-Defekt.

11.7.2 Totale Lungenvenentransposition. Alle Lungenvenen münden in die venöse Strombahn oder in den rechten Vorhof. Es findet sich bei dieser Form der totalen Lungenvenentransposition häufig ein Vorhofseptumdefekt oder ein offenes Foramen ovale.
a) Totale Fehlmündung der Lungenvenen in die linke Vena cava superior. Bei dieser häufigsten Form der Lungenvenentransposition münden die Lungenvenen in eine herzferne persistierende linke Vena cava superior.

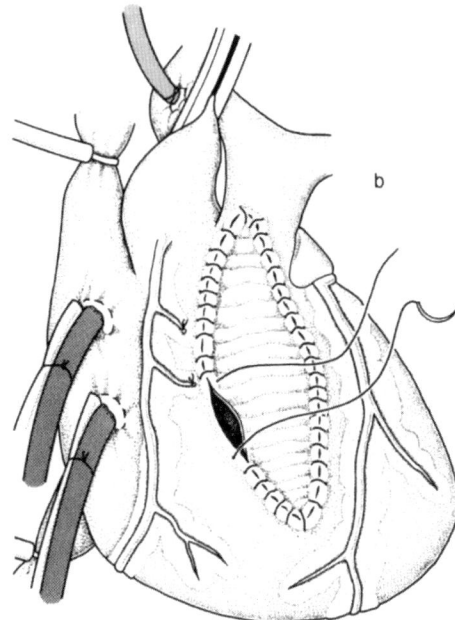

Abb. 11.11 a und b. Fallot'sche Tetralogie. **a** Verschluß der Ventrikulotomie bzw. der Inzision im Bereich der Pulmonalarterie durch eine zweireihige fortlaufende Naht. **b** Verschluß der Ventrikulotomie durch eine Ausflußbahnplastik

b) Totale Fehlmündung der Lungenvenen in den Koronarsinus. Die Lungenvenen vereinigen sich in einem sehr kurzen großkalibrigen Gefäß, das in den stark erweiterten Koronarsinus mündet.

c) Totale Fehleinmündung der Lungenvenen in den Pfortaderkreislauf.

Die Lungenvenen vereinigen sich zu einem langen Gefäß, daß ventral vom Oesophagus abwärts zieht und in den proximalen Abschnitt des Pfortaderkreislaufes mündet.

Chirurgische Therapie

Es wird zwischen der Lungenvenenanastomose und dem linken Vorhof eine Verbindung geschaffen, ein mitbestehender ASD verschlossen und alle anormalen extrakorporalen Verbindungen mit den Körpervenen unterbrochen.

12 Palliativeingriffe bei kongenitalen Herzfehlern

Intrakardiale Eingriffe kongenitaler Herzfehler sind bei Kleinkindern mit einer relativ hohen Mortalität verbunden. Deshalb wird in der Regel einem zwei-zeitigen operativen Vorgehen der Vorzug gegeben, bis die Kinder ein entsprechendes Körpergewicht bzw. Alter erreicht haben. Zu den Palliativeingriffen gehört die Banding-Operation beim Ventrikelseptumdefekt und die arterio-pulmonalen Shunts bei allen angeborenen Vitien mit unzureichender Lungendurchblutung.

12.1 Bändelung (=Banding) der Arteria pulmonalis

Die Operationsmethode besteht in der künstlichen Anlegung einer supravalvulären Pulmonalstenose, um eine Volumenüberlastung der Lungenstrombahn durch das Shuntvolumen zu verhindern. Durch das Banding wird der Pulmonalarteriendruck distal der Stenose auf annähernd normale Werte gesenkt.

OP-Methode
1. Halbschräge Seitenlage
   Antero-laterale Thorakotomie im vierten Interkostalraum links.
2. Umfahren des Pulmonalishauptstammes mit einem 4 mm breiten Teflonband. (Längenbestimmung des Teflonbändchen nach der Formel: 2 cm + Körpergewicht (KG) in mm = Länge des Bändchens in cm. Beispiel: Körpergewicht von 4 kg : 2 cm + 4 mm = 2,4 cm).
3. Druckmessung. Einengung der Pulmonalarterie, bis die systolische Druckreduktion distal vom Bändchen ungefähr 50% des rechtsventrikulären Druckes beträgt. Hierdurch nimmt der Links-Rechts-Shunt ab, die Druckbelastung des rechten Ventrikels bleibt jedoch gleich.

12.2 Arterio – pulmonale Shunts

Ziel der Anastomosen-Operation besteht in der Vermehrung der Lungendurchblutung, damit kommt es sekundär zu einer verbesserten Aufsättigung des Blutes. Dies kann erreicht werden durch Anlegen einer Anastomose zwischen aortalem und pulmonalem Kreislauf oder durch Beseitigung der Pulmonalstenose.

Aorto-pulmonale Anastomosen
Blalock-Taussig-Anastomose: Verbindung zwischen Arteria subclavia und rechter oder linker Arteria pulmonalis.
Waterston-Cooley-Anastomose: Verbindung zwischen Aorta ascendens und rechter Arteria pulmonalis.
Pott'sche Anastomose: Verbindung zwischen Aorta descendens und linker Arteria pulmonalis.

12.2.1 Blalock-Taussig-Anastomose (Abb. 12.1). In Abhängigkeit von der Lage der deszendierenden Aorta wird die Blalock-Anastomose rechts- oder linksseitig angelegt. Es sollte immer die Arteria subclavia verwandt werden, die aus dem Truncus brachiocephalicus kommt. Dadurch wird eine Abknickung durch das Herunterführen der Arteria subclavia auf die Arteria pulmonalis vermieden.

OP-Methode
1. Halbseitenlage und anterolaterale Thorakotomie im vierten Interkostalraum (Abb. 12.1 a).
2. Freipräparation der Arteria subclavia und Ligatur der Seitenäste (Abb. 12.1 b).
3. Anastomosierung der Arteria subclavia mit der rechten bzw. linken Pulmonalarterie mit fortlaufender 5/0 oder 6/0 Naht (P.) (Abb. 12.1 c).

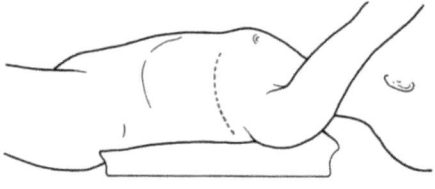

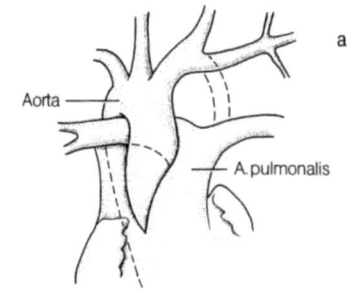

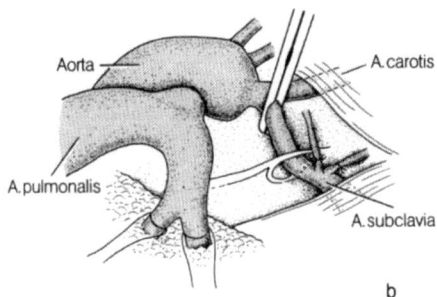

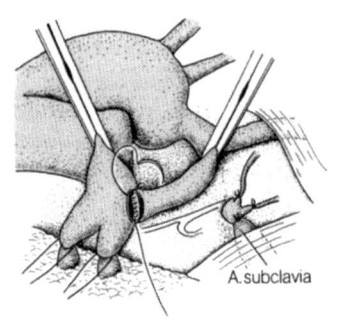

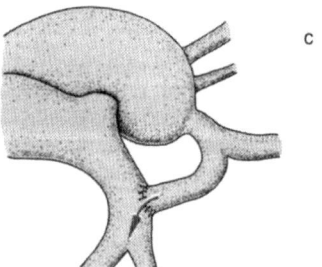

Abb. 12.1 a-c. Blalock-Taussig Operation. **a** Anterolaterale Thorakotomie in Halbseitenlage. **b** Nach Ligatur der Seitenäste Abklemmen der A. subclavia. **c** Abklemmen der A. pulmonalis und End- zu Seit-Anastamose von A. subclavia mit A. pulmonalis

12.2.2 Waterston – Cooley – Anastomose. Intraperikardiale Anastomose zwischen Aorta ascendens und rechter Pulmonalarterie (Abb. 12.2).

OP-Methode

1. Rechte Halbseitenlage und anterior-laterale Thorakotomie im vierten Interkostalraum.
2. Inzision des Perikards
3. Anschlingen der Arteria pulmonalis distal
4. Ansetzen einer Satinskyklemme, wobei die rechte Pulmonalarterie ganz und die Aorta teilweise abgeklemmt wird.
5. Inzision von Aorta und Arteria pulmonalis.
6. Fortlaufende Naht der Anastomose (5/0 oder 6/0 P.)

12.2.3 Pott'sche Anastomose. Anastomose zwischen deszendierender Aorta und linker Pulmonalarterie (Abb. 12.3).

OP-Methode

1. Seitenlagerung und posterolaterale Thorakotomie im vierten Interkostalraum links.
2. Anschlingen der Pulmonalarterienäste zur Blutungskontrolle während der Anastomosenbildung.
3. Teilabklemmung der Aorta.
4. Naht der Anastomose mit 5/0 oder 6/0 (P.)

12.3 Transventrikuläre Pulmonalvalvulotomie (Brock'sche Operation)

Die geschlossene transventrikuläre Valvulotomie nach Brock hat den Vorteil, ohne weitere Hilfsmaßnahmen praktikabel zu sein. Der Nachteil der Methode besteht darin, blind – taktil arbeiten zu müssen und dabei Nebenverletzungen setzen zu können.

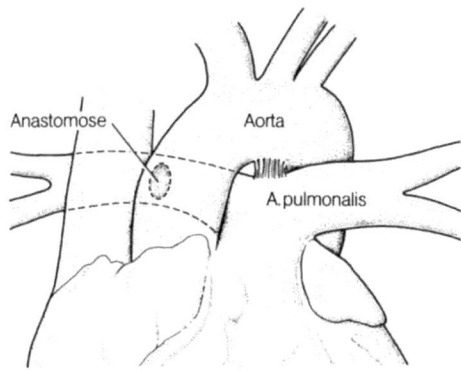

Abb. 12.2. Waterston-Cooley-Anastomose. Intrapericardiale Seit- zu Seit-Anastomose zwischen Aorta ascendens und rechter Pulmonalarterie

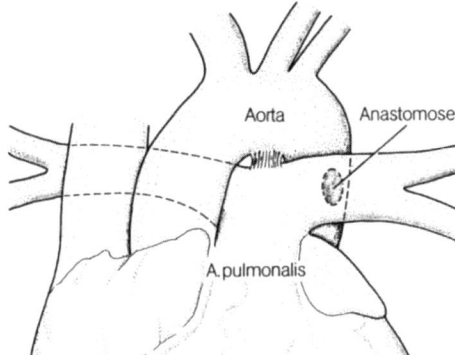

Abb. 12.3. Pott'sche Anastomose. Seit-zu Seit-Anastomose zwischen descendierender Aorta und linker Pulmonalarterie

12.4 Atrioseptektomie (Blalock-Hanlon-Technik)

Palliativeingriff bei der Transposition der großen Gefäße durch Anlegen eines künstlichen Vorhofseptumdefektes. Dadurch kommt es zu einer günstigen Durchmischung des venösen mit dem arteriellen Blut, in dem das vor der Operation nur dem linken Vorhof zuströmende Lungenvenenblut nun teilweise direkt in den rechten Vorhof fließt.

OP-Methode (Abb. 12.4)
1. Linke Halbseitenlage und anterolaterale Thorakotomie im fünften Interkostalraum.
2. Anzügeln der rechten Pulmonalarterie und der rechten Lungenvene (Abb. 12.4 a).

3. Tangentiale Abklemmung des linken und rechten Vorhofes.
4. Haltefäden im Sulcus interatrialis (Grenze zwischen linkem und rechtem Vorhof).
5. Längsinzision beider Vorhöfe und Resektion des mitangeklemmten Teils des Vorhofseptums (Abb. 12.4 b).
6. Verschluß der Wand des rechten und linken Vorhofes mit zwei überwendlich fortlaufenden Nähten (Abb. 12.4 c).

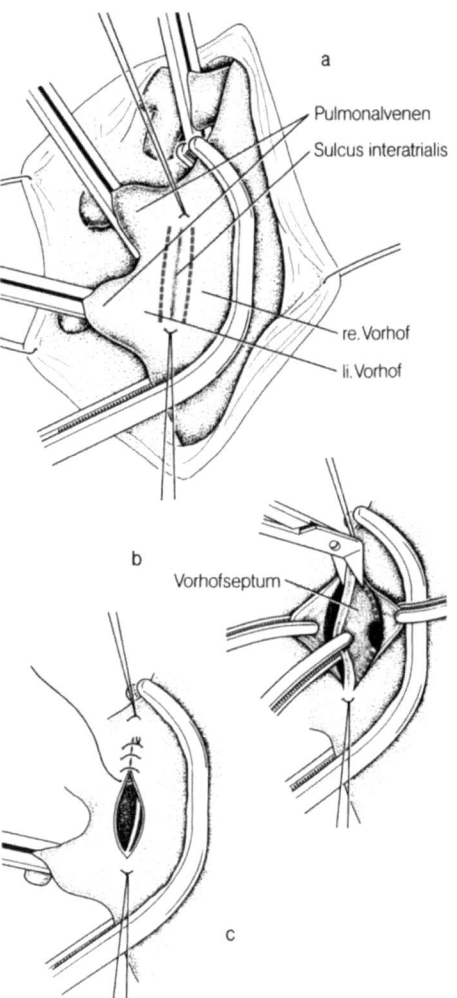

Abb. 12.4 a-c. Atrioseptektomie nach Blalock-Hanlon. **a** Tangentiale Abklemmung des linken und rechten Vorhofes. **b** Längsinzision beider Vorhöfe und Resektion des mitangeklemmten Vorhofseptums. **c** Verschluß der Inzision von rechtem und linkem Vorhof

13 Operationen bei erworbenen Herzfehlern

13.1 Mitralstenose

Die erworbene Mitralstenose ist der häufigste infolge eines rheumatischen Fiebers auftretende Klappenfehler. Bei $^2/_3$ der Mitralklappenfehler liegt eine isolierte Mitralstenose vor.

OP-Techniken
1. Geschlossene Mitralkommissurotomie wird bei reiner Mitralstenose durchgeführt.
2. Offene Mitralkommissurotomie unter Anwendung der Herz-Lungen-Maschine
   Indiziert bei:
   a) Stark verkalkter Mitralklappe
   b) Bei kombiniertem Mitralvitium mit erheblichem Insuffizienzanteil
   c) Bei Verdacht auf das Vorliegen von Vorhofthromben
   d) Bei Rezidiv-Operationen mit erneuter fast reiner Mitralstenose
3. Künstlicher Herzklappenersatz
   Bei kombinierten Mitralvitien mit überwiegender Insuffizienz (s. Mitralinsuffizienz)

1. Geschlossene Kommissurotomie
OP-Technik: (Abb. 13.1).
1. Zugangsweg: Antero-laterale Thorakotomie links.
2. Eröffnen des Perikards und Anschlingen der Perikardränder mit Haltefäden (0-Zwirn)
3. An der Basis des linken Herzohres wird mit einem dicken, nicht resorbierbaren Nahtmaterial (0-Zwirn, Spezialnaht 75 cm) eine Tabaksbeutelnaht angelegt. Die nicht verknüpften Enden dieser Naht werden durch eine Rumel-Manschette zur Abdichtung für den in den linken Vorhof einführenden Finger gezogen.
4. Die Inzisionsstelle zur instrumentellen Sprengung an der Vorderfläche des linken Ventrikels im spitzennahen Bereich wird mit einer U-förmig gestochenen Naht und einem Gummitourniquet abgedichtet. Zur Vorbeugung gegen das Durchschneiden der Ventrikelmuskulatur wird diese Naht mit Teflonfilzen als Widerlager gesichert.
5. Druckmessung: linker Vorhof und evtl. Pulmonalarterie.
6. Abklemmen des Herzohres mit einer Satinskyklemme und Eröffnung des Vorhofes.
7. Eingehen des Operateurs mit dem Finger zum Austasten der Mitralklappe.
8. Kann digital keine ausreichende Öffnung der Klappe erzielt werden, muß eine instrumentelle Dilatation mit dem Tubbs-Dilatator oder Gerbode-Dilatator durchgeführt werden.
9. Durch einen kleinen Einstich im spitzennahen Bereich der zuvor gelegten U-Naht wird der Dilatator in den linken Ventrikel eingeführt.
10. Nach Sprengung der Klappe, Verschluß der Ventrikulotomie durch Verknüpfen der U-Nähte.
11. Der Verschluß des Vorhofes erfolgt durch Knüpfen der primär gelegten Tabaksbeutelnaht. Übernähen der Schnittränder mit einer 3/0 Naht (E.)
12. Druckmessung linker Vorhof und evtl. Pulmonalarterie.
13. Einlegen einer Thoraxsaugdrainage.
14. Perikardverschluß, Einzelknopfnähte oder fortlaufende Naht (3/0 E.)
15. Verschluß des Thorax.

2. Offene Mitralklappenkommissurotomie

Operatives Vorgehen wie beim prothetischen Mitralklappenersatz. Die Kommissurotomie der Mitralklappe wird mit einem Skalpell mit möglichst kurzer Klinge oder einem speziellen Klappenmesser ohne Spitze durchgeführt.

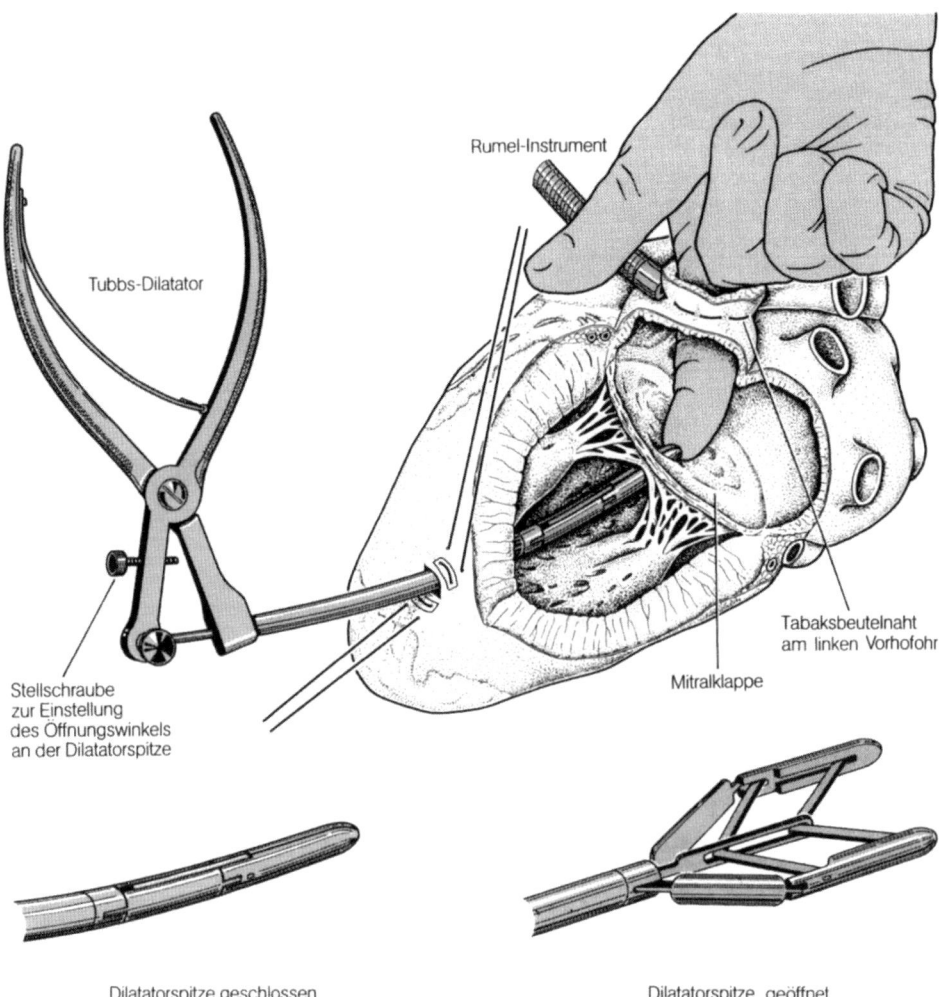

Rumel-Instrument

Tubbs-Dilatator

Tabaksbeutelnaht
am linken Vorhofohr

Mitralklappe

Stellschraube
zur Einstellung
des Öffnungswinkels
an der Dilatatorspitze

Dilatatorspitze geschlossen

Dilatatorspitze geöffnet

Abb. 13.1. Geschlossene Kommissurotomie der Mitralklappe

Zugangsweg

1. Anterolaterale Thorakotomie im vierten oder fünften Zwischenrippenraum rechts.
2. Mediane Sternotomie.

Der Zugang durch eine mediane Sternotomie bietet ein breiteres Spektrum technischer Möglichkeiten. Es kann sowohl eine digitale Kommissurotomie über den linken Vorhof vorgenommen werden als auch eine Klappensprengung über die linke Ventrikelspitze mit einem Tubbs-Dilatator oder einem speziell gewinkelten Spreizinstrument.

13.2 Mitralinsuffizienz

Eine Mitralinsuffizienz, meist Folge einer rheumatischen Endokarditis, entsteht durch eine Verkürzung der Klappensegel, Verkalkung an den Kommissuren und durch Vergrößerung des linken Vorhofes als Folge einer Dilatation durch die Insuffizienz. Die chirurgische Therapie besteht im prothetischen Klappenersatz.

Zugangsweg

1. Antero laterale Thorakotomie im vierten oder fünften Zwischenrippenraum rechts; oder

2. Mediane Sternotomie.
3. Kanülierung. Übergang partieller-totaler Bypass.
4. Einlegen des Vents über die Ventrikelspitze.
5. Längsinzision des linken Vorhofes.
6. Legen von Haltefäden (0 E.) zur Hervorluxation der Klappe. Exzision des Klappenapparates (Skalpell, Mitralschere).
7. Bestimmung der Größe des Klappenmodells mit entsprechenden Obturatoren, die in verschiedener Größe zur Verfügung stehen.
8. Klappenimplantation. An Nahttechniken stehen zur Verfügung:
   a) Einzelknopfnähte, die am Nahtrand der Klappenprothese einfach oder in Form radial gerichteter U-Nähte doppelt gestochen werden (0-E.) (Abb. 13.2 a)
   b) Achternähte, die den Klappenring raffen (0-E.)
   c) Einzel-U-Nähte mit Teflonpatch bewehrt, um ein Durchschneiden der Naht zu vermeiden (0-E.) (Abb. 13.2 b)
   d) Fortlaufende Naht
9. Einführung eines Foley-Katheters durch das Klappenostium. Dadurch wird die Klappe insuffizient gehalten und beim schlagenden Herzen eine Luftembolie verhindert.
10. Verschluß des linken Vorhofes durch eine doppelreihige, fortlaufende, überwendliche Naht (2/0 E.). Diese Nähte werden in der Regel von beiden Enden der Vorhofinzision bis zur Mitte der Ausleitungsstelle des Foleykatheters geführt und dann rückläufig überwendlich bis zum Beginn der Vorhofinzision. Um den Foleykatheter wird eine U-Naht gelegt, die später nach Entfernen des Foleykatheters verknotet wird. An dieser Stelle kann auch ein Venenkatheter in den linken Vorhof zur intra- und postoperativen Druckmessung eingelegt werden.
11. Versorgen der Inzisionsstelle an der Ventrikelspitze, durch die der Vent eingeführt war mit filzpatchbewehrter 2/0 Seidennaht, zusätzliche Übernähung mit 2/0 Naht (E.).

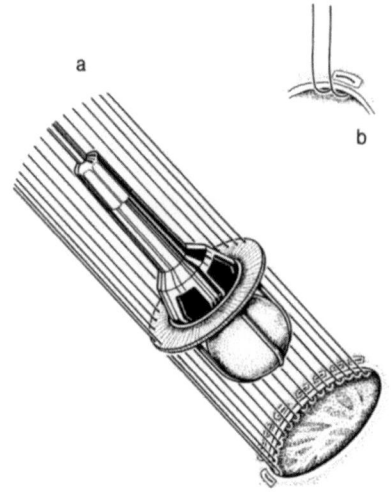

Abb. 13.2 a und b. Mitralklappenersatz. Die Kugelventilprothese **a** (Starr-Edward-Klappe) wird in Form von U-förmig gestochenen mit Teflon- oder Filzpatch bewehrten Nähten **b** am Klappenring befestigt

12. Verschluß der Kanülierungsstelle im Bereich des rechten Vorhofes (3/0 E.) und der Aorta (2/0 E.).
13. Verschluß des Thorax s. 6.1.

13.3 Aortenstenose

Ursache einer Aortenstenose und/oder-Insuffizienz ist in 2/3 der Fälle eine rheumatische Endokarditis. Es kommt zu einer Verschmelzung der Klappensegel an zwei oder drei Kommissuren. In der Regel kommt es gleichzeitig zu einer Schrumpfung der Klappensegel. Die Aortenstenosen sind häufig stark verkalkt. Die chirurgische Therapie besteht immer in einem künstlichen Klappenersatz. Ausnahme: Kongenitale Aortenstenose (s. 10.2)

OP-Technik (Abb. 13.3).
1. Zugangsweg: Mediane Sternotomie.
2. Kanülierung, Übergang partieller-totaler Bypass.
3. Eine Myokardprotektion während der Aortenabklemmung kann entweder durch Koronarperfusion oder mit Hilfe kardioplegischer Lösung bei zusätzlicher lokaler

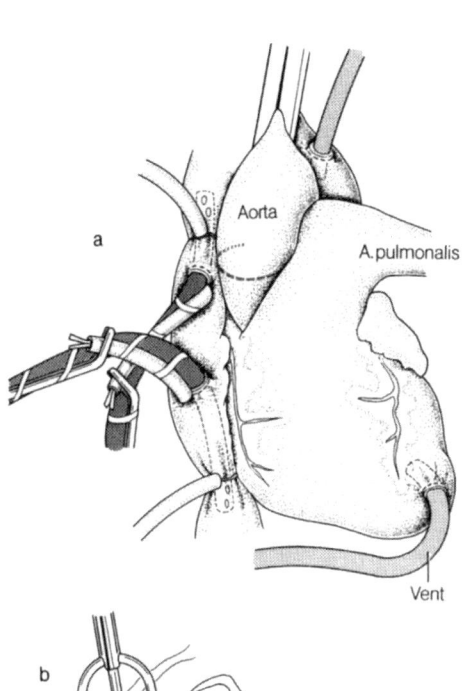

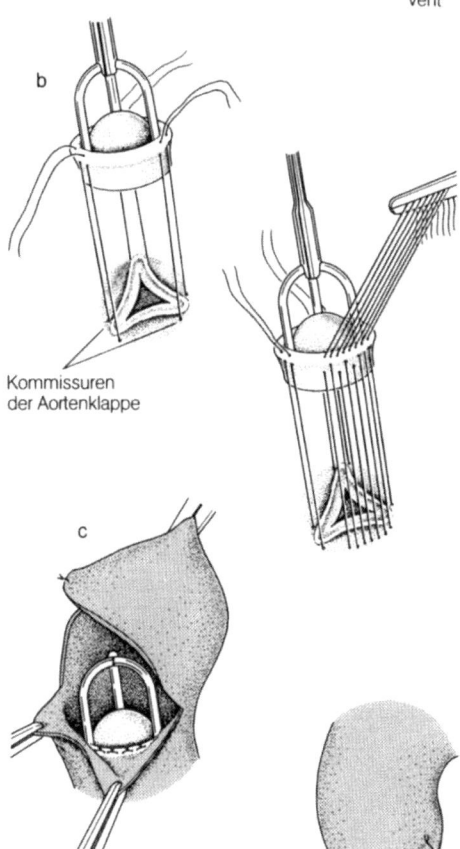

Kommissuren
der Aortenklappe

Kühlung erfolgen. (s. Myokardprotektion
4. 5.)

4. Quere Aortotomie (Abb. 13.3 a).

5. Entfernen der Aortenklappe und Bestimmung der Klappenprothese mit einem Obturator.

6. Die Nähte zur Fixierung der Klappe werden als Z, U-Nähte oder als Einzelknopfnähte an der ganzen Zirkumferenz gelegt. Als weitere Technik kommt die fortlaufende Naht in Frage. Abhängig vom Klappenbefund werden die Nähte mit Teflonpatchen bewehrt. Zunächst werden die drei Kommissurennähte (2/0 Doppelnadel E.) mit kleinen Filzpatchen bewehrt gelegt (Abb. 13.3 b). Zum Einnähen der Klappenprothese (2/0 Doppelnadel E.) werden im Wechsel weiße und grüne Fäden benutzt, um beim Verknoten die einzelnen Fadenpaare besser unterscheiden zu können. Sobald ein Drittel der Klappenzirkumferenz gestochen ist, werden sämtliche Fäden gebündelt mit einer Klemme gefaßt (Abb. 13.3 c).

Bei der fortlaufenden Naht wird der Klappenring in drei oder vier Segmente eingeteilt und die Aortenklappenprothese mit je einer Naht (2/0P) fortlaufend überwendlich fixiert.

7. Verschluß der Aortotomie mit fortlaufender überwendlicher Blalocknaht (3/0 E. oder P.) Diese Nahtreihe wird durch eine zweite fortlaufende überwendliche Naht (2/0 E. oder P.) gesichert (Abb. 13.3 d).

8. Punktion der Aorta am höchsten Punkt zur Entlüftung. Um die Punktionsstelle wird eine Tabaksbeutel- oder U-Naht (3/0 E.) gelegt und mit einem Gummitourniquet versehen.

9. Entfernen des Vents und Verschluß der Inzision durch eine doppelpatchbewehrte U-Naht (2-Seide), in der Regel ist eine zweite U-Naht notwendig oder zusätzliche Übernähung mit 2/0 (E.)

Abb. 13.3 a-d. Aortenklappenersatz. **a** Totaler Bypass, quere Aortotomie. **b** Zunächst werden die Nähte im Bereich der drei Kommissuren gelegt; anschließend die übrigen Nähte. **c** Einknoten der Klappenprothese. **d** Verschluß der queren Aortotomie

10. Dekanülierung und Verschluß des Thorax wie bei Mitralklappenersatz (13.2).

13.4 Aorteninsuffizienz

Eine reine Aorteninsuffizienz tritt dann auf, wenn sich eine rheumatische Endokarditis vor allem an den Aortensegeln lokalisiert und die Kommissuren ausspart. Sekundär kommt es bei der Aorteninsuffizienz zu einer Dilatation der Aorta. Die Therapie besteht im prothetischen Klappenersatz (s. 13.3).

13.5 Trikuspidalstenose und Insuffizienz

Angeborene Trikuspidalstenosen bzw. Insuffizienzen sind als isolierte Fehler sehr selten. Die Trikuspidalstenose kommt meistens kombiniert mit einer hämodynamisch bedeutsamen Pulmonalstenose oder Pulmonalatresie vor.
Erworbene Erkrankungen der Trikuspidalklappe kommen als isolierte Herzfehler ebenfalls selten vor. Häufigste Ursache ist eine rheumatische Affektion. Der größte Teil erworbener Trikuspidalklappenfehler findet sich in Kombi-nation mit Erkrankung der Mitral- und Aortenklappe. Abzugrenzen gegenüber diesen rheumatisch bedingten erworbenen Trikuspidalfehlern sind die funktionellen relativen Trikuspidalstörungen, die sich als Begleitfehler, insbesondere bei Mitralklappenfehlern, finden. Schwere Formen der Mitralvitien mit deutlicher Druckerhöhung im rechten Ventrikel führen zu einer unterschiedlich stark ausgeprägten relativen Trikuspidalinsuffizienz.
Zur Korrektur erworbener oder funktioneller relativer Trikuspidalfehler werden verschiedene OP-Verfahren angegeben. Da die Korrekturen relativ selten sind, wird auf operative Einzelheiten nicht eingegangen.

Operationsmethoden
1. Anuloplastiken:
   plastische Eingriffe, die bei einer insuffizienten Klappe zu einer Verkleinerung führen.
   a) De Vega Plastik
   b) Woolerplastik
2. Semiprothese nach Carpentier:
   hierbei kommt es durch einen Prothesenring zu einer Raffung des Klappenringes, wobei die Klappensegel unversehrt bleiben.
3. Klappenersatz (Kugelprothesen, Scheibenklappen, Fascia-Lataklappen, heterologe Taschenklappen.)

14 Operationen bei Erkrankungen der Herzkranzarterien

Das therapeutische Ziel der Koronarchirurgie besteht nicht nur in der Linderung anginöser Beschwerden, sondern auch in der Erhaltung des durch eine Ischämie beeinträchtigten und gefährdeten Myokards. Die operative Therapie bleibt im wesentlichen palliativ, da die eigentliche Grunderkrankung, die Arteriosklerose, chirurgisch nicht beeinflußt wird.

Zur operativen Behandlung von Koronarerkrankungen finden folgende Methoden Anwendung:
1. Direkte Revascularisationsverfahren
   a) aorto-koronarer Venenbypass
   b) Arteria mammaria interna Bypass
   c) Endarteriektomie
2. Indirekte Revaskularisationsverfahren. Implantation der Arteria mammaria interna (Vineberg-Methode)
3. Aneurysmaresektion

14.1 Aorto-koronarer Venenbypass

OP-Technik (Abb. 14.1)
Entnahme des Venentransplantates. Als Bypassmaterial dient in der Regel die Vena saphena magna. Je nach der Anzahl der vorgesehenen Bypass-Verfahren wird die Vene sowohl vom Oberschenkel als auch vom Unterschenkel genommen. Die Freipräparation erfolgt entweder durch einzelne kleinere oder eine über die gesamt Entnahmestelle erfolgende Hautinzision (Abb. 14.1 a).
1. Ligatur der Seitenäste der Vena saphena magna (4/0 E. oder 70er Zwirn) (Abb. 14.1 b)
2. Nach Entnahme der Saphena magna wird die Vene mit heparinisiertem Blut perfundiert und auf Dichtigkeit überprüft. Übersehene oder abgeschnittene kleinere Seitenäste werden mit 6/0 Naht (P. oder E.) versorgt.

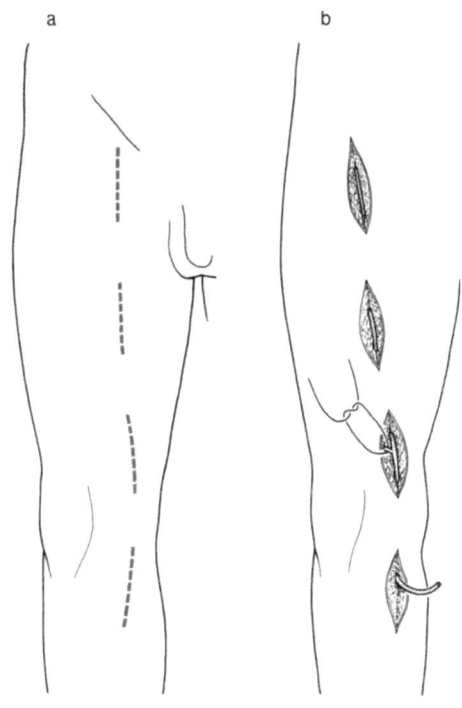

Abb. 14.1 a und b. Entnahme der vena saphena magna **a** durch getrennte Hautinzision. **b** Ligatur der Seitenäste

3. Mediane Sternotomie
   a) Kanülierung
   b) Freipräparation der zu anastomosierenden Koronararterie (feine Instrumente, Gefäßskalpelle, gerade und gebogene Pott'sche Schere) (Abb. 14.2 a)
   c) Die Naht der koronaren Anastomose erfolgt in der Regel fortlaufend, in schwierigen Fällen mit Einzelknopfnähten (6/0 od. 7/0 P.) Zur Erleichterung der Anastomosennaht kann zuerst peripher, später proximalwärts ein feiner Fogartykatheter in das Lumen eingeführt werden.

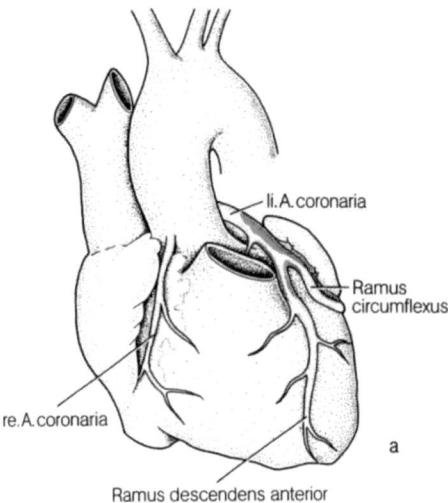

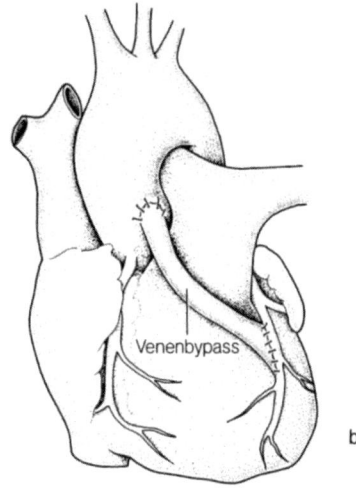

Abb. 14.2a und b. Aorto-koronarer Venenbypass. a Stenose des Stammes der linken Koronararterie und des Ramus descendens anterior. b Aorto-koronarer Venenbypass zum Ramus descendens anterior

d) Abgehen von der Herz-Lungen-Maschine und evtl. Defibrillation.

e) Durchführung der aortalen Anastomose: Teilabklemmung der Aorta mit einer Satinskyklemme. An der vorgesehenen Anastomosenstelle wird entweder mit dem Skalpell ein Stück Aortenwand oval entfernt oder mit einem Aortom ein Loch in die Aorta gestanzt, um einen möglichst großen Einstrom zu erhalten.

f) Anastomosierung mit 5/0 oder 4/0 doppelarmierte Naht (P. oder E.)

g) Vor Freigabe der Aortenklemme Anlegen einer Bulldogklemme an das Venentransplantat. Nach Öffnen der Satinskyklemme Entlüftung des Bypasses mit einer Nadel oder über einen nicht ligierten Seitenast (Abb. 14.2b).

h) Die aortale Anastomose wird in der Regel mit einem Silberclip markiert, um bei einer späteren Koronarangiographie das Bypassostium leichter sondieren zu können.

i) Dekanülierung und Verschluß des Thorax (s. Mitralklappenersatz, 13.2)

14.2 Arteria mammaria interna Bypass

OP-Technik
1. Mediane Sternotomie.
   Wenn eine Implantation im Bereich der Hinterwand des linken Ventrikels erfolgen soll, kann auch eine antero-laterale Thorakotomie als Zugangsweg gewählt werden.
2. Freipräparation der Arteria mammaria.
   Die Seitenäste werden arterienwärts mit feinen Seidenfäden ligiert; an der Brustwand werden sie mit einem Silberclip oder durch Elektrokoagulation verschlossen, (s. Abb. 14.3a).
3. Koronare Anastomose erfolgt an der Herz-Lungen-Maschine (6/0 P.)

14.3 Endarteriektomie

Halbgeschlossene Endarteriektomie
Das Herz wird wie bei den übrigen koronarchirurgischen Eingriffen kanüliert. Das Verfahren der Endarteriektomie gleicht dem der Gefäßchirurgie. Der Intimazylinder wird zunächst vorsichtig mit einem Spatel freipräpariert und dann mit einem Ringstripper in toto entfernt. Ein weiteres Verfahren der indirekten Desobliteration stellt die CO_2-Gasendarteriektomie dar. Nach Anschluß an die extrakorporale Zirkulation wird die Aorta abgeklemmt. Proximal von der Gefäßklemme wird die Aorta mit einer dicken Nadel drainiert, um während der Gasinjektion eine Luftembolie zu verhindern.

Die eigentliche Endarteriektomie erfolgt durch Gasinsuflation in den abgelösten Intimazylinder. Dadurch werden die sklerotisch veränderten Intimabezirke bis in die Seitenäste abgelöst.

Offene Endarteriektomie
Nach Anschluß an die Herz-Lungen-Maschine wird die stenosierte Arterie unmittelbar über der Stenose bzw. Verschluß inzidiert. Mit einem feinen Spatel kann der Intimazylinder entfernt werden.

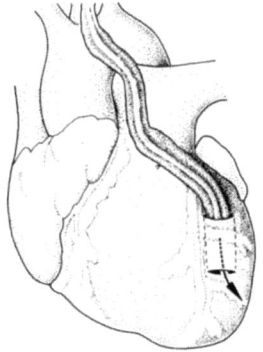

14.4 Vineberg-Operation (Abb. 14.3)

Durch Implantation der Mammaria interna in das Myokard kann bei lokalisierter Myokardischämie eine Revaskularisation des Herzens erreicht werden.

1. Zugangsweg und Freipräparation der Arteria mammaria interna s. Mammaria interna Bypass (14.2) (Abb. 14.3a).
2. Nach Freipräparation der Arterie wird diese mit einer Sonde oder mit einer feinen Klemme in einen Myokardtunnel eingezogen. Die Arterie wird an der Außenstelle verschlossen und mit zwei Haltefäden epikardial fixiert, um ein Zurückgleiten der Arterie aus dem Myokardtunnel zu verhindern (Abb. 14.3b)

Abb. 14.3 b. Vineberg-Operation: Implantation der A. mammaria interna. Von peripherer wird mittels Öhrsonde oder feiner Klemme ein Myokardtunnel gebildet und am Seidenfaden das Arterienstück ins Myokard eingezogen

14.5 Aneurysma-Resektion (Abb. 14.4)

Herzwandaneurysmen bilden sich bei massiver Infarzierung des Myokards (Abb. 14.4a). Ziel der Operation ist die Resektion des aneurysmatischen Bezirkes. Wird gleichzeitig eine Revaskularisations-Operation vorgenommen, so wird in der Regel ein Bypass zu den wichtigsten ersten septalen oder marginalen Ästen gelegt.

OP-Technik
1. Zugangsweg: Mediane Sternotomie.
2. Kanülierung: Partieller- totaler Bypass.
3. Resektion der Narbenplatte (Abb. 14.4b). Diese wird soweit als möglich reseziert. Der Verschluß des Myokards kann auf verschiedene Weise durchgeführt werden:
   a) Mit fortlaufenden atraumatischen Nähten (E. 2 oder S 0), wobei die Nähte über zwei 1 cm breite Teflonfilzstreifen mit entsprechender Länge des Aneurysmarandes gestochen werden.
   b) Verschluß mit atraumatischer Naht fortlaufend überwendlich. (E. 2 oder S 0/0). Durch zwei Teflonfilzstreifen werden U-Nähte gelegt. Die U-Nahtreihe wird mit einer überwendlich fortlaufenden Einzelseidennaht gesichert.
   c) Verschluß mit zwei überwendlichen fortlaufenden Nähten. Sicherung dieser Nahtrei-

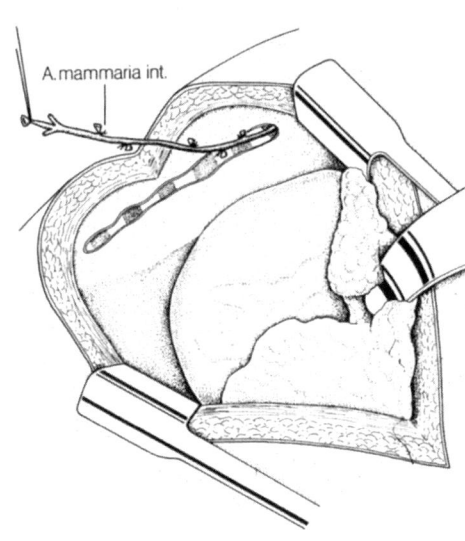

Abb. 14.3 a. Präparation der A. mammaria interna

he durch über Teflonfilzstreifen gestochenen
U-Nähte (Abb. 14.4 d)
Dekanülierung. Verschluß des Thorax.

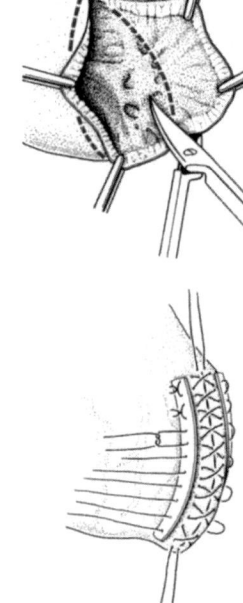

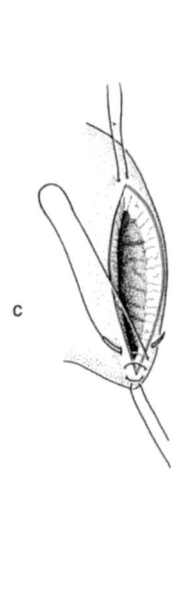

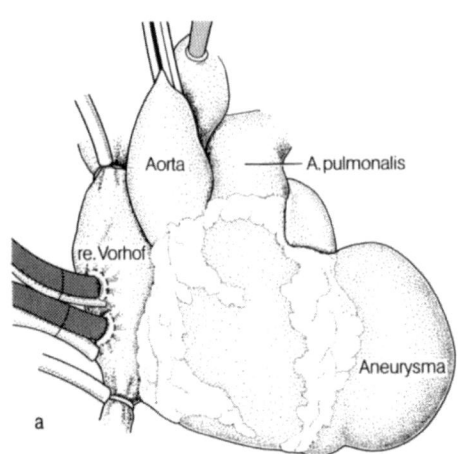

Abb. 14.4 a-d. Aneurysma-Resektion. **a** Aneurysma des linken Ventrikels. **b** Resektion des Aneurysmas. **c** Verschluß der Ventrikelwand mit fortlaufender überwendlicher Naht. **d** Verschluß der Ventrikelwand mit zwei fortlaufenden Nähten. Sicherung dieser Nahtreihe durch über Teflonstreifen gestochene U-Nähte

15 Lungenarterienembolie

Die pulmonale Embolektomie ist im Verhältnis zur Anzahl der Lungenarterienembolien eine seltene Operation. Der Grund liegt darin, daß bei der fulminanten und in kurzer Zeit zum Tode führenden Lungenembolie keine Zeit für einen operativen Eingriff besteht. Eine pulmonale Embolektomie ist deshalb nur bei der kleinen Anzahl der schweren, protrahiert verlaufenden Lungenartierenembolien möglich.

15.1 Operation nach Trendelenburg

Die 1907 nach Trendelenburg erstmals durchgeführte Operation einer Embolektomie bei Lungenarterienembolie hat im Laufe der Jahre mehrere Modifikationen erfahren. Die Embolektomie bei Lungenembolien wurde durch die Fortschritte der Herzchirurgie weiterentwikkelt, behielt allerdings den Namen Trendelenburg'sche Operation.

OP-Technik
Das Prinzip der Operation besteht in einer Kreislaufunterbrechung durch Cavaokklusion.
1. Mediane Sternotomie
2. Längsinzision des Perikards
3. Anschlingen und Abklemmen beider Hohlvenen
4. Längsinzision der Arteria pulmonalis. Der Kreislauf wird durch Abklemmen der Hohlvenen für maximal 2–3 min unterbrochen.
5. Ausräumen der Thromben (Sauger, Faßzange, Fogartykatheter)
6. Verschluß der Inzision an der Arteria pulmonalis (4/0 P. oder E.)
7. Verschluß des Thorax.

Die Embolektomie ohne extrakorporalen Kreislauf ist nur im extremen Notfall indiziert; die Operation mit der Herz-Lungen-Maschine stellt das Verfahren der Wahl dar.

15.2 Embolektomie mit Hilfe des extrakorporalen Kreislaufes (Abb. 15.1)

Bei schlechtem Allgemeinzustand des Patienten kann zunächst in Lokalanaesthesie Arteria und Vena femoralis freigelegt und kanüliert werden. So ist es möglich, bei zunehmender Herzinsuffizienz oder bei Auftreten eines Herzstillandes an den partiellen Bypass zu gehen.

Dann erfolgt die mediane Sternotomie und wenn möglich Übergang auf den klassischen extrakorporalen Kreislauf (Abb. 15.1 a) mit separater Kanülierung beider Hohlvenen. Nach Übergang vom partiellen auf totalen kardiopulmonalen Bypass wird der Hauptstamm der Pulmonalarterie längs inzidiert. Die Ausräumung der Thromben erfolgt instrumentell mit schlanken Saugern, Faßzangen, Fogartykathetern (Abb. 15.1 b u. c) und manuell durch Massage der Lungen, mit der die Thromben nach zentral befördert werden.

Verschluß der Arteriotomie erfolgt mit überwendlicher Naht (4/0 P. oder E.) (Abb. 15.1 d).

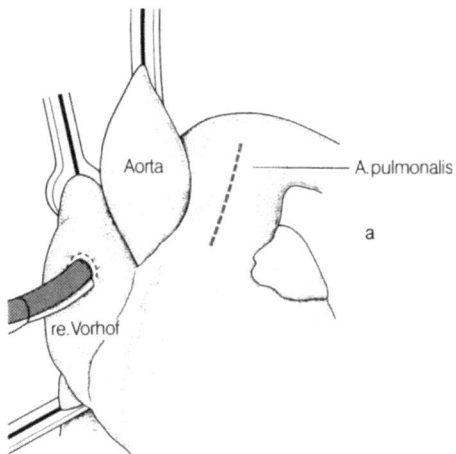

Abb. 15.1 a. Embolektomie bei totalem extrakorporalen Bypass

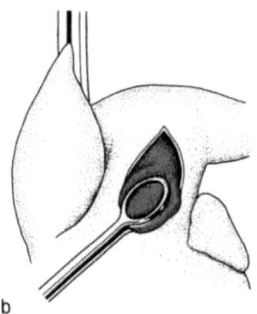

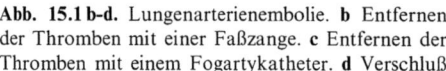

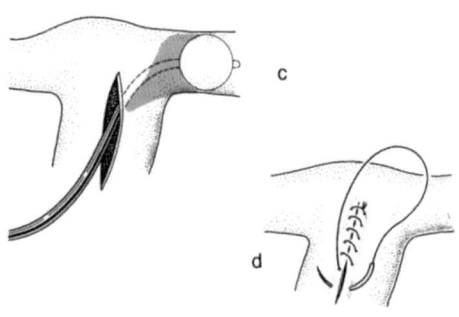

Abb. 15.1 b-d. Lungenarterienembolie. **b** Entfernen der Thromben mit einer Faßzange. **c** Entfernen der Thromben mit einem Fogartykatheter. **d** Verschluß der Längsinzision im Bereich der A. pulmonalis durch fortlaufende Naht

16 Assistierte Zirkulation mit der intraaortalen Ballonpumpe

Mit der intraaortalen Ballonpumpe ist es möglich, ein versagendes Herz für längere Zeit mechanisch zu unterstützen. Durch EKG-gesteuerte Änderung des Volumens eines in die deszendierende Aorta eingeführten Ballons wird die Blutkapazität in der aszendierenden Aorta geändert. Durch ein Aufblähen des Ballons in der Diastole kommt es zu einem Anstieg der koronaren, zerebralen und renalen Durchblutung. Die Entleerung des Ballons während der Systole verringert den systolischen Widerstand und erleichtert damit die Herzarbeit (Abb. 16.1).

Die Implantation der Ballonpumpe erfolgt über die Femoralarterie. Nach Freilegung der Arteria femoralis wird über eine Quer- oder Längs-Arteriotomie eine 8 mm Dacronprothese an die Oberschenkelschlagader anastomosiert. Über diese Prothese wird der intraaortale Ballon in die deszendierende Aorta vorgeschoben.

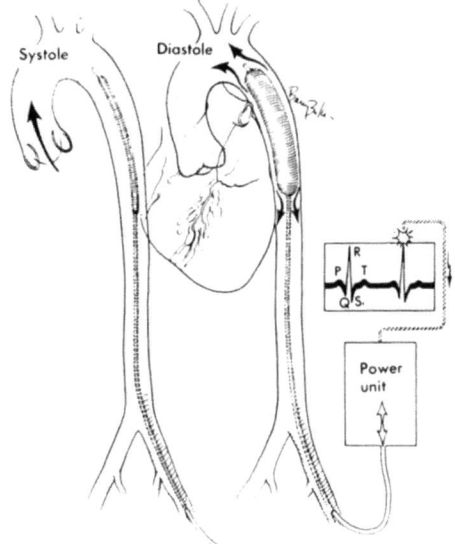

Abb. 16.1. Intraaortale Ballonpumpe. (Nach De Bakey und Diethrich, 1969)

Allgemeiner Teil
Gefäßchirurgie

17 Technik der Gefäßnaht

Die Gefäßnaht wird heute allgemein als überwendliche fortlaufende Naht durchgeführt. Einzelknopfnähte sind nur bei Kindern oder Jugendlichen indiziert, um durch das weitere Mitwachsen der Anastomose spätere Stenosierungen zu vermeiden.

17.1 End-zu-End Naht

Bevorzugt wird diese Nahttechnik an großkalibrigen und kleinkalibrigen Arterien, indem mit einem doppelarmierten Faden in der Mitte der Hinterwand begonnen wird und dann fortlaufend bis zur Mitte der Vorderwand genäht wird (Abb. 17.1).
Kleinkalibrige Arterien werden zur Anastomosierung leicht angeschrägt, um Stenosierung durch die Naht zu vermeiden (Abb. 17.2).

17.2 Naht einer queren Arteriotomie

Quere Arteriotomien kommen vor allem bei Embolektomien zur Anwendung. Der Verschluß der Gefäßöffnung erfolgt auch durch eine fortlaufende Naht, indem zunächst an der dem Operateur zugewandten Seite ein Eckfaden gelegt und verknotet wird. Dieser Faden wird mit einer Klemme angespannt. Dann wird von der Gegenseite mit der gleichen Naht fortlaufend auf den Eckfaden zugenäht und mit diesem verknotet (Abb. 17.3).

17.3 Naht einer Längsarteriotomie

Die Nahttechnik entspricht dem Verschluß der queren Arteriotomie (Abb. 17.4).

17.4 Verschluß einer Arteriotomie durch ein Streifentransplantat (= Patch)

Das Einnähen eines Streifentransplantates (aus Kunststoff oder autologer Vene) zum Verschluß einer Längsarteriotomie verhindert bei mittleren und kleinkalibrigen Arterien eine nahtbedingte Stenosierung.
Es sind hierbei zwei Techniken möglich:
a) die fortlaufende Naht beginnt an der dem Operateur abgewandten Ecke der Arteriotomie. Zunächst erfolgt die Hinterwandnaht bis auf die Vorderwand. Mit dem zweiten Faden der Doppelnadel wird dann die Vorderwandnaht bis zum ersten Faden durchgeführt und beide Fäden miteinander verknotet (Abb. 17.5).
b) Das Streifentransplantat wird an beiden Enden mit je einem doppelarmierten Faden befestigt und von diesen Ecken jeweils bis zur Mitte genäht (Abb. 17.6).

17.5 End-zu-Seit Naht

Diese Technik findet vor allem Anwendung bei den Bypass-Operationen und beim direkten Nahtverfahren, d. h. bei Neueinpflanzungen. Die Anastomosentechnik mit autoplastischen Venen oder Kunststoffprothesen ist hierbei gleich. Die Anastomosierung beginnt am zentralen Teil des Transplantates mit einem doppelarmierten Faden. Zunächst erfolgt die fortlaufende Naht der Hinterwand bis zur Mitte der Vorderwand der Arteriotomie. Mit dem zweiten Faden wird dann die Vorderwand engültig verschlossen und beide Fäden miteinander verknotet (Abb. 17.7).

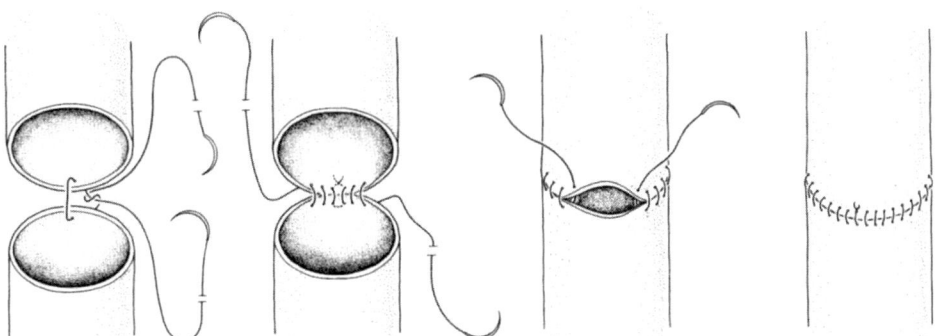

Abb. 17.1. End- zu End-Naht

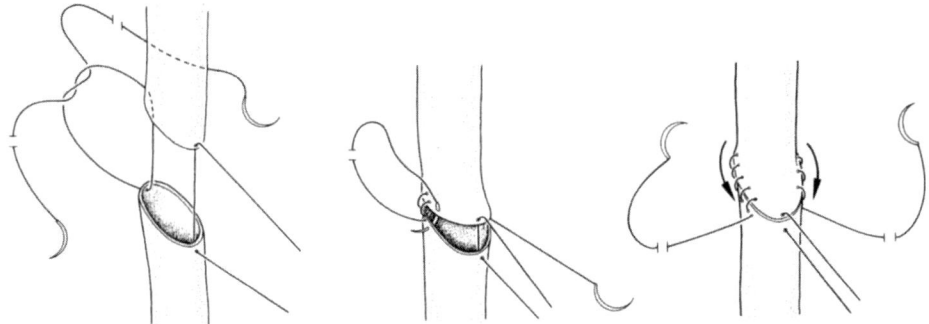

Abb. 17.2. Angeschrägte End- zu End-Naht zur Anastomosierung kleinkalibriger Arterien

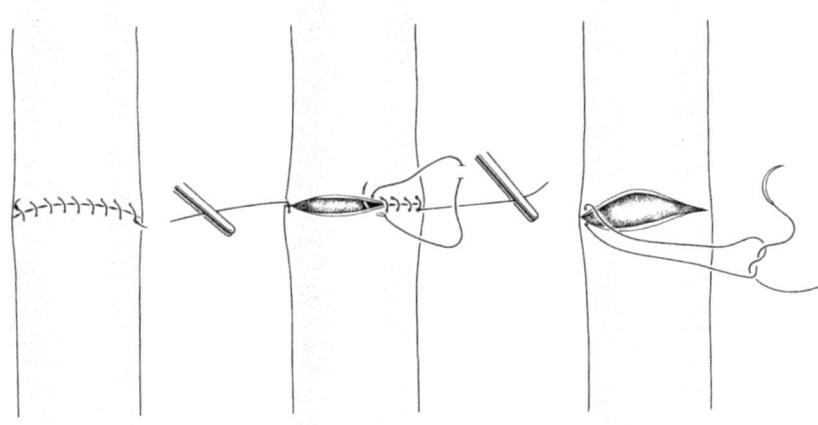

Abb. 17.3. Verschluß einer queren Arteriotomie

Abb. 17.4. Verschluß einer Längsarteriotomie

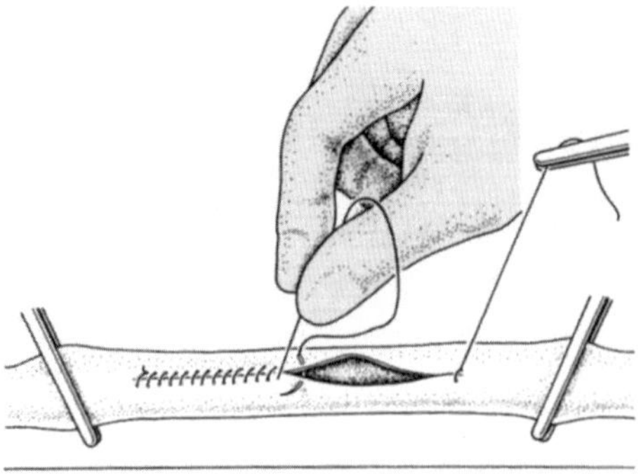

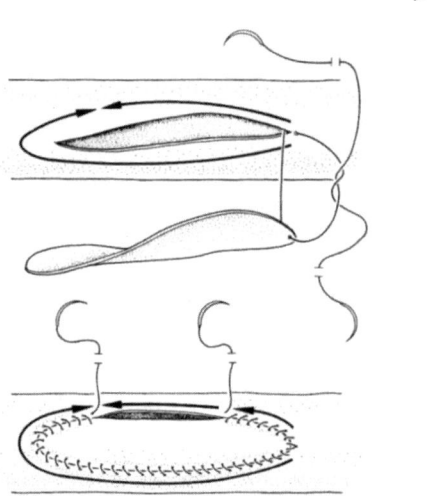

Abb. 17.5. Verschluß einer Arteriotomie durch ein Streifentransplantat (= Patch). OP-Technik I

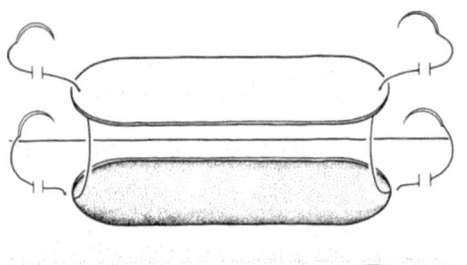

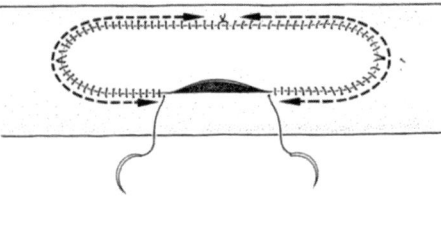

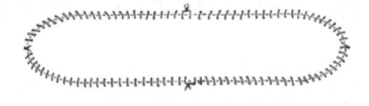

Abb. 17.6. Verschluß einer Arteriotomie durch ein Streifentransplantat (= Patch). OP-Technik II

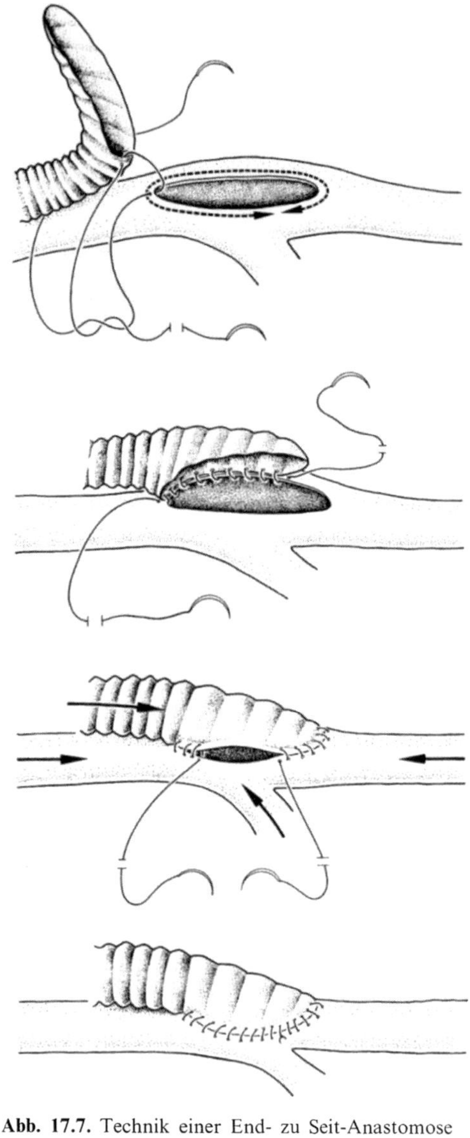

Abb. 17.7. Technik einer End- zu Seit-Anastomose mit einer Kunststoffprothese

18 Technik der Rekonstruktionsverfahren

18.1 Desobliterationsmethoden

Unter den Desobliterationsmethoden werden allgemein alle Operationstechniken zusammengefaßt, die der Ausräumung eines Gefäßlumens dienen. Beschränkt sich die Desobliteration nur auf das Gefäßlumen, so spricht man von intraluminaler Desobliteration wie z. B. bei der Embolektomie und Thrombektomie. Unter intramuraler Desobliteration versteht man dagegen die Entfernung eines Teils der pathologisch veränderten Gefäßinnenwand mit dem intraluminalen Blutgerinnsel (= Thrombendarteriektomie = TEA).

18.1.1 Embolektomie, Thrombektomie. Direkte Embolektomie: Freilegung der Arterie an der Stelle des Embolus und Entfernen des Gerinnsels.
Indirekte Embolektomie: Freilegung der verschlossenen Arterie an einem technisch gut zugänglichen Gefäßabschnitt und Entfernen des Embolus oder Thrombus mit einem Fogartykatheter oder Ringstripper in Gegen- oder Mitstromrichtung.

OP-Technik
Da arterielle Embolien nie eine Erkrankung sui generis darstellen, sondern meistens Folge einer Herzerkrankung (Klappenfehler, abgelaufener Myokardinfarkt, Rhythmusstörungen) sind, handelt es sich in der Regel um Patienten in schlechtem Allgemeinzustand. Deshalb wird

1. der Eingriff meistens in Lokalanaesthesie durchgeführt (Infiltrationsanaesthesie mit 1% Scandicain oder Ultracainlösung bzw. Periduralanaesthesie)
2. Freilegen und Anzügeln der Arterie.
3. Eröffnen der Arterie in der Regel durch eine quere Arteriotomie.
4. Desobliteration mit Fogartykatheter (im Bereich der Extremitäten nach peripher mit

rotem, nach zentral mit weißem oder blauem Ballonkatheter (Abb. 18.1).
5. Einbringen von Heparin-Kochsalzlösung (1 ml = 5000 IE = 5 o mg auf 100 ml physiologische NaCl-Lösung) in den desobliterierten Gefäßabschnitt.
6. Abklemmen der Arterie oberhalb und unterhalb der Arteriotomie mit Gefäßklemmen.
7. Naht der queren Arteriotomie.
8. Einlegen einer Redondrainage.
9. Schichtweiser Wundverschluß (Fasziennaht, Subkutannaht, Hautnaht).

18.1.2 Thrombendarteriektomie (TEA) (Ausschälplastik). Im Gegensatz zur Embolektomie ist bei der Thrombendarteriektomie die genaue Verschlußlokalisation durch eine Angiographie notwendig. Die Freilegung der Arterie erfolgt in der Regel im Bereich des distalen Verschlußzylinders.

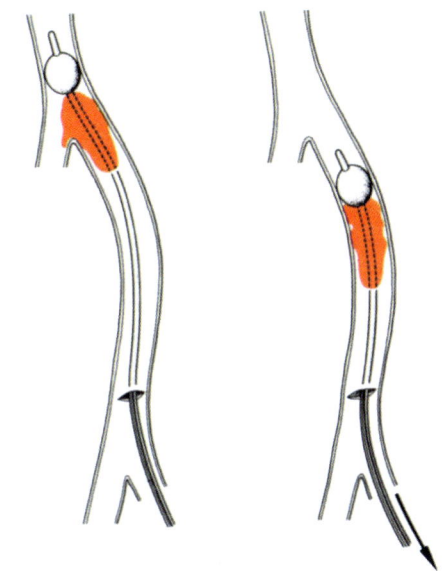

Abb. 18.1. Indirekte Embolektomie mit einem Fogartykatheter

Offene Thrombendarteriektomie: Die Ausschälung erfolgt nur im Bereich der Arteriotomie
(Abb. 18.2).
Halbgeschlossene Thrombendarteriektomie:
Freipräparation des Verschlußzylinders von
einer Längsarteriotomie und instrumentelle
Desobliteration mit Ringstripper der noch verschlossenen Arterie ohne weitere Eröffnung des
Gefäßes (Abb. 18.3).

OP-Technik
1. Freilegung der Arterie
2. Anzügeln und Ansetzen von Gefäßklemmen
3. In der Regel Längsarteriotomie
4. Freipräparation des Verschlußzylinders
   mit dem Gefäßspatel
5. Desobliteration mit Ringstripper (evtl.
   Eingehen mit einem Ballonkatheter)
6. Instillation von Heparin Kochsalzlösung
7. Ansetzen von Gefäßklemmen

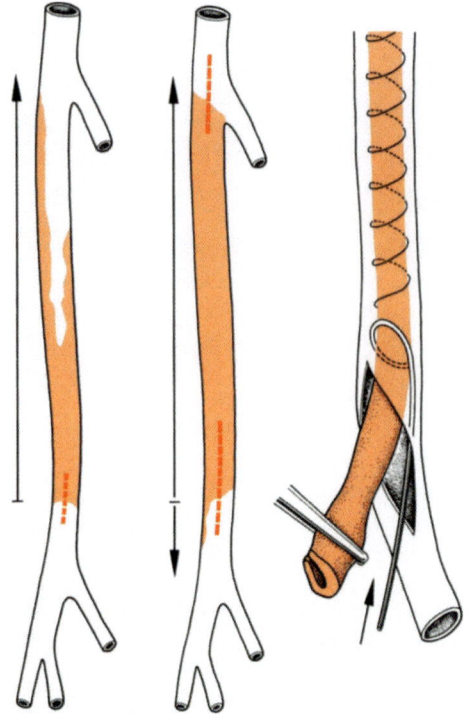

Abb. 18.3. Halbgeschlossene Thrombendarteriektomie

8. Naht der Längsarteriotomie entweder direkt oder mit Patch
9. Einlegen einer Redondrainage.
10. Schichtweiser Wundverschluß (Faszie,
    Subkutis, Haut).

18.2 Überbrückungstransplantation

Die Anastomosierung des Transplantates mit
der Arterie erfolgt hierbei sowohl zentral als
auch peripher End-zu-End unter Resektion des
betroffenen Gefäßabschnittes (Abb. 18.4a).

18.3 Umgehungs-(Bypass) Methode

Der obliterierte Gefäßabschnitt wird hierbei
durch das Transplantat umgangen; d.h. die
verschlossene Strombahn bleibt in situ erhalten.
(Abb. 18.4b).

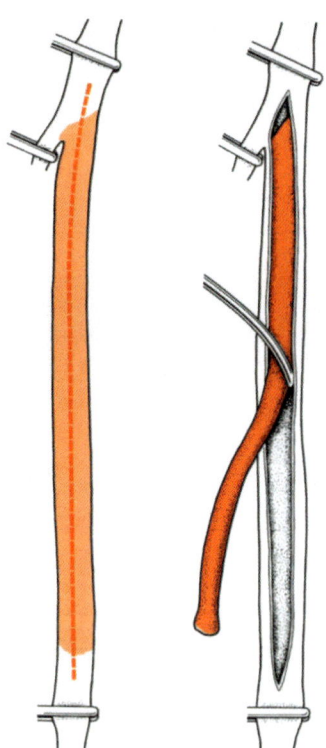

Abb. 18.2. Offene Thrombenarteriektomie

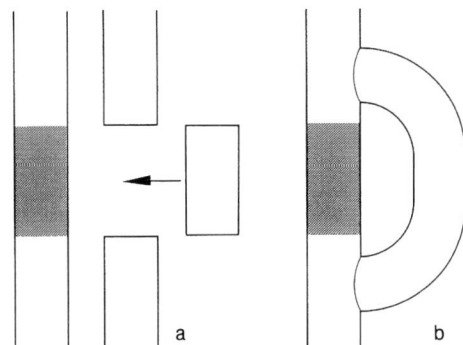

Abb. 18.4 a und b. Techniken der Gefäßtransplanta-
tion. **a** Resektion des obliterierten Gefäßabschnittes
und End- zu End-Anastomose des Überbrückungs-
transplantates. **b** Umgehung des obliterierten Gefäßabschnittes mit einem Transplantat durch End- zu
Seit-Anastomosen

19 Gefäßersatz

Von den verschiedenen Gefäßersatzmethoden finden vor allem das autologe Venentransplantat und die alloplastische Kunststoffarterie Verwendung.

19.1 Autoplastischer Gefäßersatz

Die Vena saphena magna dient hautpsächlich als Spendervene für den Gefäßersatz. Sie soll ein Mindestkaliber von 5 mm und eine Mindestlänge von 35 cm aufweisen. Venentransplantate müssen wegen der Klappen immer umgekehrt zu ihrem Strömungsverlauf eingenäht werden.

OP-Technik zur Entnahme der Vena saphena magna

1. Die Freipräparation erfolgt von proximal nach distal durch Einzelhautinzisionen (Abb. 19.1)
2. Ligatur der Seitenäste dicht an der Vene mit einem nicht resorbierbaren Faden (Zwirn, Seide, Mersilene); zweite Ligatur hautwärts mit einem resorbierbaren Faden (Dexon 3/0).

3. Nach Entnahme der Vene wird das Transplantat mit einer Heparin-Kochsalzlösung durchgespült, aufgedehnt und auf Dichtigkeit geprüft. An das Ende der Vene kommt hierbei eine Bulldogklemme (Abb. 19.2)
4. Das vollständige Abdichten des Venentransplantates wird mit Mersilene oder Prolenenaht (6/0) durchgeführt.
5. Das entnommene Venentransplantat wird in einem feuchten Bauchtuch aufbewahrt.

19.2 Alloplastischer Gefäßersatz

Kunststoffarterien werden von der Industrie in verschiedenen Formen und Größen angeboten. Man unterscheidet in bezug auf ihre Porosität zwei Arten:

1. Gewebte Prothesen mit geringer Porosität bei primär guter Dichtigkeit. Der intraoperative Blutverlust ist deshalb gering. Diesem Vorteil steht jedoch eine schlechtere Einheilungstendenz und eine mangelnde Verankerung der Neointima entgegen (s. Abb. 5.6 a).

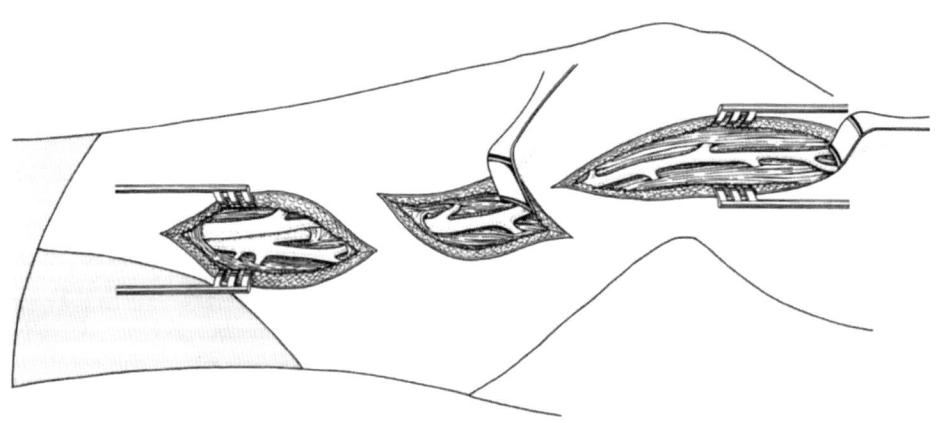

Abb. 19.1. Freipräparation der vena saphena magna durch getrennte Hautinzision

2. Gestrickte Prothesen weisen eine relativ großе Porosität auf. Sie müssen deshalb zur notwendigen Abdichtung zuvor in Blut gelegt werden, um eine Vorgerinnung herbeizuführen. Wird diese Vorabdichtung nicht durchgeführt, muß mit einem erheblichen Blutverlust gerechnet werden (Abb. 5.6 b).

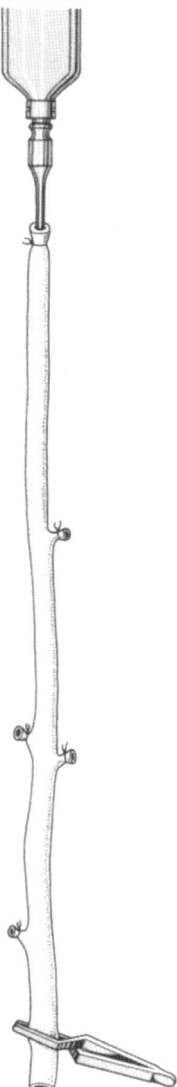

Abb. 19.2. Überprüfen des Venentransplantates auf Dichtigkeit

Spezieller Teil
Gefäßchirurgie

20 Akuter Arterienverschluß

Ursache
1. Arterielle Embolie
2. Akute arterielle Thrombose (chron. arterielle
   Verschlußkrankheit s. 21)
3. Phlegmasia coerulea dolens (s. 28)
4. Aneurysma dissecans (s. Herzchirurgie 9.4)

Arterielle Embolie
Die arteriellen Embolien sind bevorzugt an
Astverzweigungen oder relativen Gefäßsteno-
sen lokalisiert.
Indikation zur Embolektomie:
Verschlüsse einer Hauptarterie zentral der
Kniekehle bzw. zentral der Ellenbeuge, Ver-
schlüsse im extrakraniellen Bereich der sup-
raaortischen Äste und viszerale Arterienver-
schlüsse.

OP-Technik
Direkte oder indirekte Embolektomie (18.1.1).
Da es sich in der Regel um herzkranke Patienten
im schlechten Allgemeinzustand handelt, wird
der Eingriff meistens in Lokalanaesthesie
durchgeführt.
Für die Verschlußlokalisation der einzelnen
Gefäßregionen werden folgende Zugangswege
und Schnittführungen bevorzugt (Abb. 20.1).

Arteria axillaris oder Arteria subclavia

Lagerung
Arm seitlich auf speziellem Armtisch lagern.
Unterarm, ausgenommen Hand, Oberarm im
Schultergelenksbereich, Axilla und angrenzen-
de Thoraxwand werden mit Desinfektionslö-
sung abgewaschen. Der Unterarm ausschließlich des körpernahen Drittels werden in ein
steriles Tuch eingeschlagen.

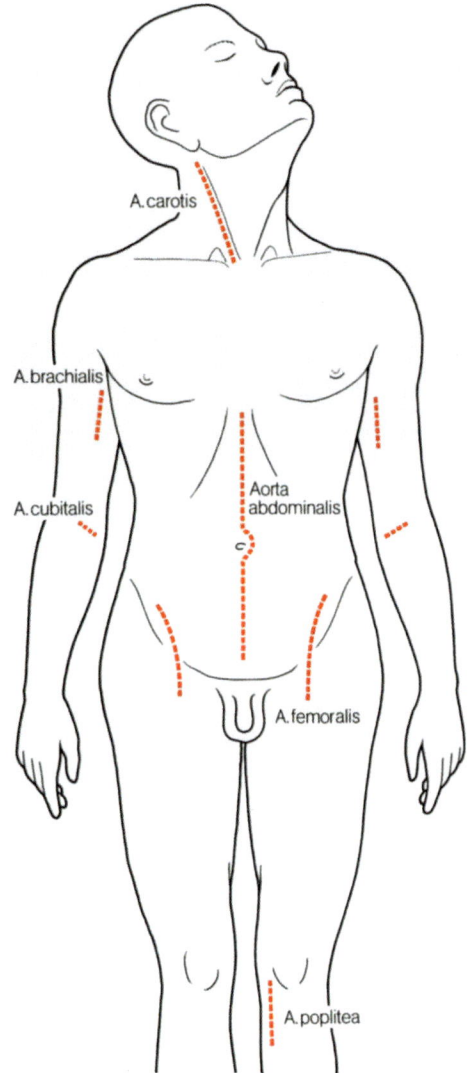

Abb. 20.1. Schnittführungen für die Freilegung der
einzelnen Gefäßabschnitte

Arteria carotis

Lagerung
Der Kopf wird mit sterilen Sterntüchern völlig eingewickelt unter Freilassung der zu operierenden Halsseite unter Einbeziehung des Ohres. Der Kopf wird so gelagert, daß er auf die entgegengesetzt zu operierende Seite gedreht wird.

Aorta abdominalis (Bifurkationsembolie) und Beckenarterien)

Lagerung
Rückenlagerung des Patienten mit leicht herausgedrehten Leistenbeugen. Bei der Bifurkationsembolie werden beide Femoralarterien von einem Inguinalschnitt aus freigelegt.

Arteria femoralis
Lagerung und Schnittführung s. Aorta abdominalis.

Arteria poplitea und Unterschenkelarterien
Embolektomien der Arteria poplitea in Form der orthograden Desobliteration von der Leistenbeuge aus, s. Arteria femoralis. Bei Teilverschlüssen oder komplettem Verschluß der drei Unterschenkelarterien Freilegung der Arteria poplitea an der Aufteilungsstelle der Arteria tibialis anterior, posterior und fibularis und getrenntes Anzügeln der drei Arterien.

Lagerung
Rückenlagerung des Patienten mit abgewinkeltem Knie. Hautinzision an der medianen Seite des Unterschenkels.

Arteria mesenterica superior
Mediane Oberbauchlaparatomie und infrakolische Freilegung der Arteria mesenterica superior (Abb. 20.2).

Lagerung
Rückenlagerung mit herausgedrehtem Oberbauch.

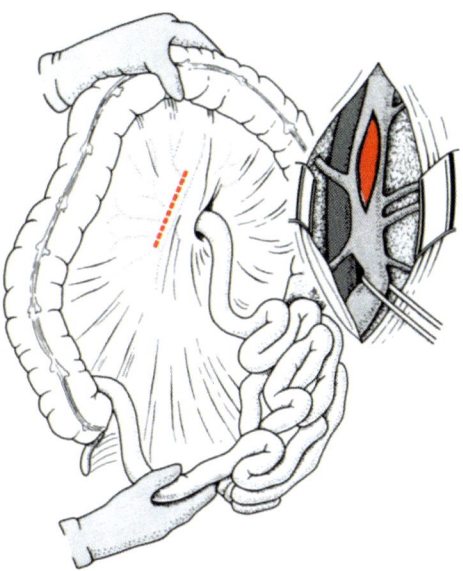

Abb. 20.2. Infrakolische Freilegung der A. mesenterica superior. Daneben vergrößert die angeschlungene und längseröffnete A. mesenterica

21 Chronisch arterielle Verschlußkrankheiten

Ursachen
1. Degenerativ – Arteriosklerose
2. Entzündlich
   a) Endangitis obliterans
   b) Immunangiopathien (Panangiitiden, Periarteritis nodosa)

Als Rekonstruktionsverfahren bei diesen chronischen arteriellen Verschlußkrankheiten kommt in Abhängigkeit von der Lokalisation und Ausdehnung des Verschlusses folgende Operationsmethoden in Frage:
1. Thrombendarteriektomie (TEA)
2. Bypassmethode mit
   a) Venentransplantat
   b) Alloplastischem Gefäßersatz. Einzelheiten der OP-Technik (s. 18.1–3).

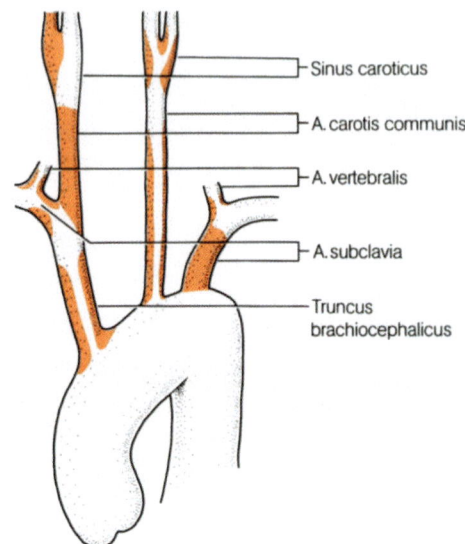

Abb. 21.1. Lokalisation chronischer Verschlüsse im Bereich der supraaortischen Äste

21.1 Supraaortale Arterienverschlüsse

Die Lokalisation der Verschlüsse im Bereich der supraaortischen Äste ist in Abb. 21.1.1 dargestellt.

21.1.1 Arteria carotis interna und Carotisgabel. Im Bereich der Arteria carotis interna und Carotisgabel wird die Ausschälplastik bevorzugt.

OP-Technik
1. Leistenregion abwaschen und steril mit Folie abdecken, um evtl. ein Venentransplantat zum Verschluß der Arteriotomie entnehmen zu können.
2. Hautinzision am vorderen Rand des Musculus sternocleidomastoideus (s. Abb. 20.1).
3. Anzügeln der Arteria carotis communis und interna mit einem Fadentourniquet zur Fixierung eines intraluminalen Shunts (Abb. 21.2 a).
4. Längsarteriotomie

5. Thrombendarteriektomie und evtl. Einlegen eines intraluminalen Shunts (Abb. 21.2 b) (Technik des intraluminalen Shunts s. u.).
6. Fixieren des Shunts durch Anziehen des Fadentourniquets. (Abb. 21.2 c).
7. Einbringen der Heparin- Kochsalzlösung.
8. Verschluß der Arteriotomie durch direkte fortlaufende Naht oder Verschluß durch Einnähen eines Venenstreifentransplantates.
9. Schichtweiser Wundverschluß unter Einlegen einer Redondrainage.

Intraluminaler Shunt (Abb. 21.3).
Als intraluminaler Shunt werden Kunststoffröhrchen, z. B. Teile einer Redondrainage von unterschiedlichem Durchmesser verwandt. Der Grad des Durchmessers richtet sich nach dem Lumen der Arteria carotis interna. Die Länge des Shunts hängt ab von den anatomischen Gegebenheiten und von der Technik, wie das

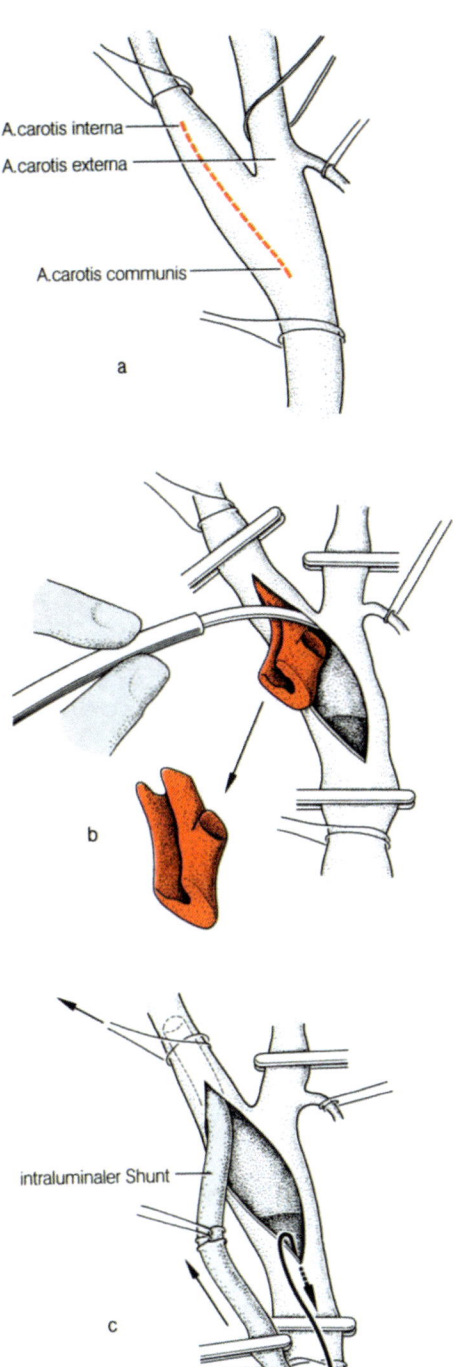

A.carotis interna

A.carotis externa

A.carotis communis

a

b

intraluminaler Shunt

c

Abb. 21.2 a-c. Thrombendarteriektomie (TEA) im Bereich der Karotisgabel. **a** Anzügeln der A. carotis communis und interna mit einem Fadentourniquet eventuell zur Fixierung eines intraluminalen Shunts. **b** Offene Ausschälung des Verschlußzylinders. **c** Einlegen des intraluminalen Shunts und Fixierung durch Anziehen des Fadentourniquets

←

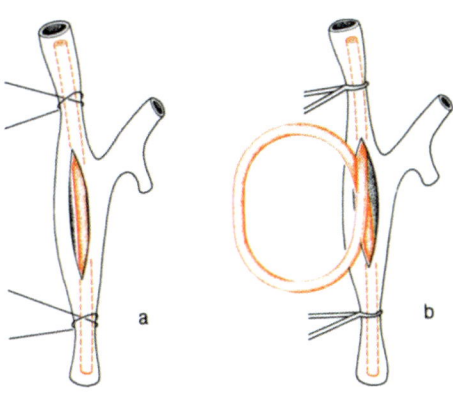

a   b

Abb. 21.3. Intraluminale Shunts. **a** Gerades Kunststoffröhrchen. **b** mit extraluminaler Schleifenbildung

Kunststoffrohr eingelegt werden soll. Der Shunt kann entweder als gerades Röhrchen (Abb. 21.3 a) oder in Form einer extraluminalen Schleifenbildung (Abb. 21.3 b) eingeführt werden. Vor dem Einbringen in das Gefäßlumen wird der Shunt mit der Heparinkochsalzlösung aufgefüllt.

21.1.2 Truncus brachiocephalicus, linke proximale Arteria subclavia, linke Arteria carotis communis. Bei Verschluß dieser Arterien gilt als Methode der Wahl das Bypassverfahren mit einer alloplastischen Kunststoffarterie (8–10 mm) (Abb. 21.4 b).

Der Zugang zur Aorta ascendens erfolgt entweder durch eine partielle mediane Sternotomie oder durch eine antero-laterale Thorakotomie rechts (Abb. 21.4 a) (siehe OP-Technik Herzchirurgie 6.1–2). Die proximale Anastomose wird im Bereich der Aorta ascendens angelegt.

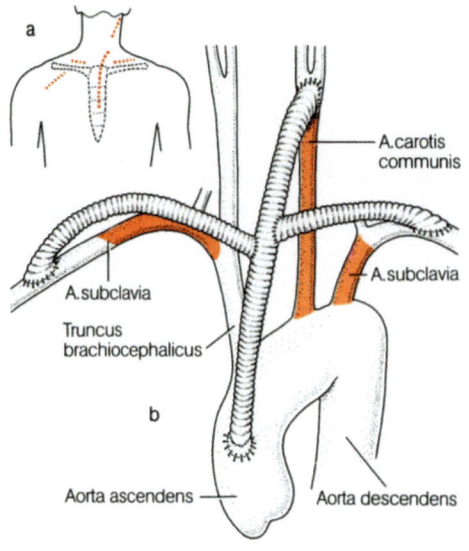

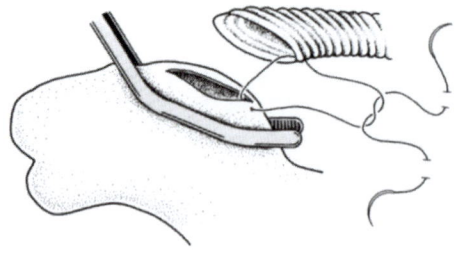

Abb. 21.5. Teilabklemmung der Aorta ascendens mit einer Satinskyklemme zur Durchführung der zentralen End- zu Seit-Anastomose

Abb. 21.4a und b. Rekonstruktion chronischer Verschlüsse im Bereich der supraaortalen Äste. **a** Schnittführungen zur Freilegung der proximalen und distalen Anschlußstellen. **b** Formen des intrathorakalen Bypass für die Korrektur supraaortischer Astverschlüsse

OP-Technik

1. Partielle Sternotomie bzw. seitliche anterolaterale Thorakotomie rechts.
2. Anastomosierung der Gefäßprothese an der Aorta ascendens unter tangentialer Abklemmung mit einer Satinskyklemme. Es müssen immer mehrere Satinskyklemmen in unterschiedlicher Größe bereit liegen, um bei der Gefahr des Abrutschens einer Klemme eine größere darübersetzen zu können (Abb. 21.5).
3. Der distale Anschluß erfolgt nach Durchzug der Gefäßprothese von weiteren Hautinzisionen aus. (s. Abb. 21.4a).
   a) Kollare Inzision → Arteria carotis communis
   b) Supraklavikuläre Inzision → Arteria subclavia
   c) Infraklavikuläre Inzision → Arteria axillaris

Für Anastomosen im Bereich der Arteria carotis communis ist ebenfalls ein intraluminaler Shunt notwendig, da eine tangentiale Abklemmung bei dem relativ geringen Kaliber der Arterie zu einer Strombahnunterbrechung führen kann.

Bei Patienten in schlechtem Allgemeinzustand oder hohem Alter, denen eine Thorakotomie bzw. Sternotomie nicht zumutbar ist, können bei Verschlüssen der Arteria carotis communis und der Arteria subclavia extrathorakale Bypassverfahren (8 mm Prothese) von einer kollaren und supraklavikulären Hautinzision ohne Eröffnung des Thorax durchgeführt werden (Abb. 21.6).

21.1.3 Arteria vertebralis. Korrekturen erfolgen durch eine supraklavikuläre Hautinzision (s. Abb. 21.4.a). Ein partielle Sternotomie kann notwendig werden bei tiefem Abgang der Arteria vertebralis aus der Arteria subclavia. Lagerung: s. Arteria carotis 20.
Korrektur der Abgangsstenose durch eine offene TEA oder Erweiterungsplastik (Abb. 21.7).

21.1.4 Arterielle Verschlüsse der oberen Extremitäten. Für rekonstruktive Gefäßeingriffe kommt in der Regel nur die Oberarmarterie in Frage. Bei der peripheren digitalen Verschlußkrankheit gilt die thorakale Sympathektomie als Methode der Wahl.
Lagerung
Seitenlagerung mit nach oben angewinkeltem Arm. Höchste Stelle soll die Axillarregion sein.

OP-Technik der thorakalen Sympathektomie
Transaxillärer – thorakaler Zugang. Dem Rippenverlauf entsprechende Hautinzision im Bereich der Axilla mit Eröffnung des zweiten oder dritten ICR. Resektion des Grenzstranges von TH 2 bis TH 3.

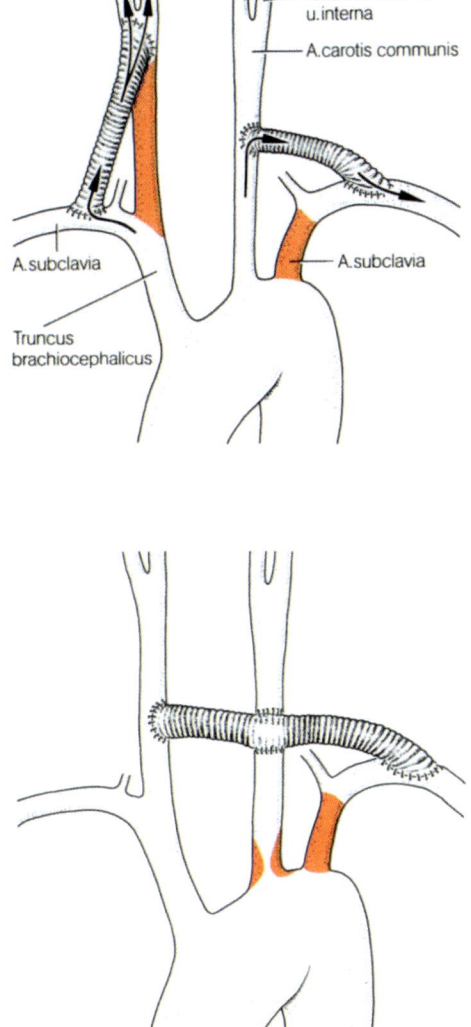

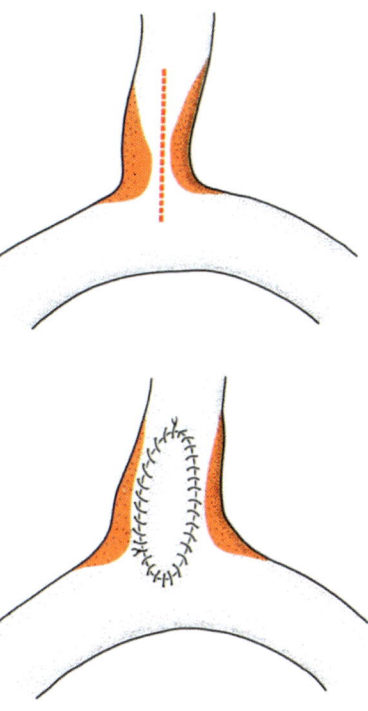

Abb. 21.7. Korrektur einer Vertebralis Abgangssteno-se durch eine Erweiterungsplastik

Zugangsweg
1. Transperitoneal durch eine mediane Ober- und Unterbauchlaparatomie (s. Abb. 20.1).
2. Retroperitoneal von einer seitlichen, schrä-gen Mittelbauchinzision.

Lagerung
Beim transperitonealen Zugang Rückenlage mit leicht abgeknickten Beinschienen, so daß die Nabelregion der höchste Punkt des OP-Gebietes darstellt. Beim retroperitonealen Zugang wird die gleiche Lagerung nur in Schräglage durchge-führt.

a) OP-Technik für Thrombendarteriektomie s. 18.1.2

b) OP-Technik für aortalen Bifurkationsbypass
1. Hautinzision (Abb. 21.8), mediane Ober- und Unterbauchlaparatomie.
2. Eventeration des Dünndarmkonvoluts und Abdecken der Dünndarmschlingen mit ei-nem feuchten Bauchtuch.
3. Freilegen und Abklemmen der Aorta (gerade Aortenklemme oder Satinskyklemme)

Abb. 21.6. Extrathorakale Bypassformen zur Kor-rektur supraaortaler Astverschlüsse

Instrumentarium
Lange Instrumente, Silberclips, evtl. Kaltlicht.

21.2 Aorto-iliakale Arterienverschlüsse

Operationsmethoden
1. Offene oder halbgeschlossene Thrombendar-teriektomie
2. Bypassverfahren mit Kunststoffprothese

4. Zentrale Anastomose (4/0 Doppelnadel E. od. P.) mit einer gestrickten Dacronprothese (zentraler Durchmesser 12–16 mm, Durchmesser der Prothesenschenkel 8 mm)

5. Hautinzision im Bereich beider Leisten (s. Abb. 21.8) und Freilegen der Femoralisgabeln durch getrenntes Anschlingen der Femoralis communis, profunda und superficialis (zwei 120° Klemmen, eine Profundaklemme für jede Seite).

6. Tunnelierung des Retroperitoneums und Durchziehen der Prothesenschenkel mit einer Kornzange.

7. Peripherer Anschluß des Prothesenschenkels mit 4/0 Doppelnadel.

8. Verschluß des Abdomens erfolgt in der Regel mit Hilfe zweier Bleiplatten.

9. Verschluß der Leistenregion unter Einlegen je einer Redondrainage.

21.3 Femoro-popliteale Arterienverschlüsse

Operationsverfahren
a) Offene oder halb geschlossene TEA
b) Bypassverfahren mit Venentransplantat

Lagerung

Rückenlage mit abgewinkelten Beinschienen. Bei Operationen im femoro-poplitealen Bereich sollte immer das ganze Bein, ausgenommen das distale Drittel des Unterschenkels steril abgewaschen und abgedeckt werden.

a) Thrombendarteriektomie

Freilegen der Femoralisgabel von einem inguinalen Hautschnitt (Abb. 21.9 a).
Freilegung der Arteria poplitea von einem tibialen Längsschnitt (Abb. 21.9 b).
OP-Technik für TEA (s. S. 18.1.2).

b) Bypassverfahren mit Venentransplantat

1. Entnahme der Vena saphena magna (s. S. 19.1).

2. Freilegen der Arteria poplitea, Anzügeln, Anastomosierung des Saphenatransplantates mit 5/0 Doppelnadel.

3. Durchziehen des Venentransplantates mit einer langen Kornzange subfaszial durch die Sartoriusloge zur Leistenwunde und Anastomosierung der Vene mit 5/0 Doppelnadel (Abb. 21.10).

4. Bei Wundverschluß werden im Bereich der Anastomosierungsstellen Redondrainagen eingelegt.

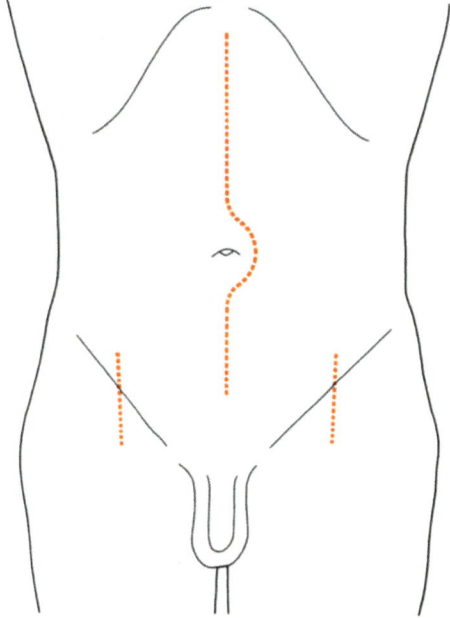

Abb. 21.8. Schnittführung für den aortofemoralen Bifurkationsbypass

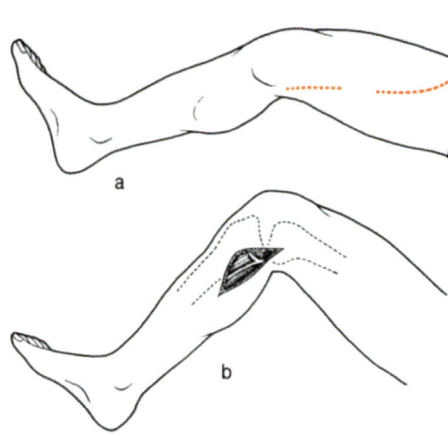

Abb. 21.9 a und b. Schnittführung zur Korrektur femoro-poplitealer Arterienverschlüsse. **a** Hautschnitt zur Freilegung der Femoralisgabel und der proximalen A. poplitea. **b** Hautschnitt zur Freilegung der distalen A. poplitea

21.4 Unterschenkelarterienverschlüsse

Bei isolierten Verschlüssen im Unterschenkelarterienbereich im Stadium III und IV, bei Kombinationsverschlüssen im Ober- und Unterschenkelbereich oder beim digitalen Verschlußtyp ist die lumbale Sympathektomie indiziert. Es wird hierbei der Grenzstrang zwischen L 2 bis L 5 reseziert.

Lagerung: Rückenlagerung mit geringer Seitenlage.

Zugangsweg
Schräg verlaufende Hautinzision im Mittelbauch-Flankenbereich. Retroperitonale Freilegung des Sympathikus → Resektion von L 2 bis L 5 → Ansetzen von Silberclips am proximalen und distalen Ende des Sympathikus zur Blutstillung und Markierung.

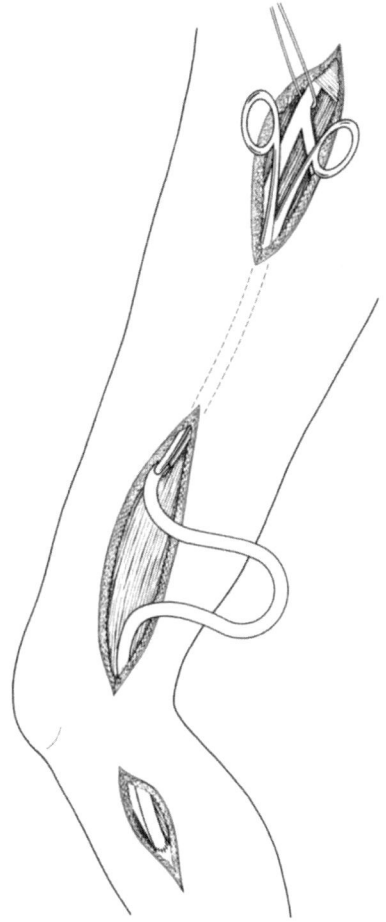

Abb. 21.10. Femoro-poplitealer Venenbypass. Durchziehen des Venentransplantats von der A. poplitea zur Leistenbeuge zur Anastomosierung mit der A. femoralis

22 Arterielle Verschlüsse viszeraler Baucharterien

22.1 Nierenarterienstenose

Häufigste Ursache für Stenosen bzw. Verschlüsse im Bereich der Nierenarterien sind:
1. Degenerative oder entzündliche Veränderungen (Arteriosklerose, Endangitis)
2. Fibromuskuläre Hyperplasie
3. Konnatale Gefäßhypoplasie

Durch die Stenose bzw. Verschluß der Arteria renalis kommt es durch Aktivierung des Renin-Angiotensin-Aldosteron Systems zur renovaskulären Hypertonie.

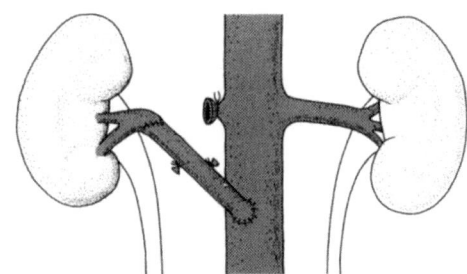

Abb. 22.1. Aorto-renaler Venenbypass mit End- zu Seit-Anastomose im Bereich der Aorta und End- zu End-Anastomose im Bereich der Nierenarterie

OP-Verfahren
1. TEA, Verschluß der Arteriotomie mit oder ohne Venenstreifentransplantat.
2. Aorto-renaler Venenbypass (häufigste Form der Korrektur (Abb. 22.1).

Lagerung: Rückenlagerung mit herausgedrehtem Abdomen.

OP-Verfahren
1. Beim Abdecken Leistenbeuge und proximales Oberschenkeldrittel steril mit abdecken, um Venentransplantate entnehmen zu können.
2. Transperitonealer Zugang durch mediane Ober- und Unterbauchlaparatomie. (s. Abb. 20.1).
3. Eventeration des Dünndarms nach rechts – Einpacken der Dünndarmschlingen in ein feuchtes warmes Bauchtuch.
4. Freipräparation der Aorta und der Nierenarterien.
5. Anschlingen der linken Vena renalis, dann Anzügeln der Nierenarterien.
6. Gerade weiche Gefäßklemmen zum Abklemmen für Aorta und Nierenarterien.
7. Anastomosierung des Venentransplantates an der Nierenarterie mit 5/0. Einzelnadel oder Doppelnadel, im Bereich der Aorta mit 4/0 Doppelnadel.
8. Schichtweiser Wundverschluß erfolgt unter Hilfe von Bleiplattennähten.

22.2 Verschlüsse der Eingeweideschlagadern

Hauptursache von akuten Verschlüssen des Truncus coeliacus, der Arteria mesenterica superior oder inferior sind Embolien oder akute Thrombosen bei bestehender chronischer Mangeldurchblutung.

Häufigste Ursache chronischer Verschlüsse ist die Arteriosklerose.

OP-Technik bei embolischen Verschlüssen
Embolektomie s. 18.1.1

OP-Technik bei chronischen Verschlüssen
1. Offene TEA. Verschluß der Arteriotomie mit oder ohne Venenstreifentransplantat
2. Bypass-Operationen mit Venentransplantat
3. Reinsertion (= Neueinpflanzung)

Lagerung: Rückenlagerung mit herausgedrehtem Abdomen

Zugangsweg: Transperitoneal durch Oberbauchlaparatomie

23 Abdominelle Aortenaneurysmen

In 95% der Fälle sind die abdominellen Aortenaneurysmen infrarenal lokalisiert. Bei den suprarenal gelegenen Aortenaneurysmen dehnt sich der operative Eingriff aus, da dann die Eingeweideschlagadern und die Nierenarterien, die in das Aneurysma mit einbezogen sind, mit rekonstruiert werden müssen.

OP-Methode
Exstirpation des Aneurysmas und Wiederherstellung der arteriellen Strombahn durch Kunststoffprothese.

1. Infrarenales Aortenaneurysma
Rückenlagerung, mediane Ober- und Unterbauchlaparatomie. Nach Resektion des Aneurysmas weiteres operatives Vorgehen wie beim Bifurkationsbypass (s. 21.2). Bei jedem abdominellen Aortenaneurysma sind die Leistenbeugen steril mit abzudecken, da die distalen Anastomosen aus operationstechnischen Gründen manchmal in der Femoralisgabel angelegt werden müssen.

2. Infrarenales rupturiertes Aortenaneurysma
Lagerung und Zugangsweg: s. o.
Im Gegensatz zum nicht rupturierten Aortenaneurysma wird beim rupturierten zur Abkürzung der OP-Zeit die Hinterwand und rechte Seitenwand des Aneurysmas in situ belassen und die retrograd blutenden Lumbalarterienäste von innen umstochen.

24 Arterio-venöse Fistel

Eine arterio-venöse Fistel (A-V-Fistel) ist eine pathologische Kurzschlußverbindung zwischen Arterie und Vene.

Ätiologie
1. erworben (80–90%)
   a) traumatisch
   b) iatrogen
   c) bei Wanderkrankungen der Begleitarterie (Syphylitisches oder mykotisches Aneurysma.
2. angeboren (10–20%)

Durch die Kurzschlußverbindung kommt es zu einer Zunahme des zirkulierenden Blutvolumens unter Umgehung des Kapillarbettes und somit zu einer erheblichen Herz- und Kreislaufbelastung.
Grundsätzlich kommen drei Operationsverfahren in Frage.
1. Viererligatur
Es werden hierbei die zu- und abführenden Gefäße von Arterie und Vene proximal und distal der Fistel unterbunden. (Abb. 24.1 a).
2. Separationsmethode
Die beiden Gefäße werden getrennt und die Defekte in Arterie und Vene durch quere oder längsverlaufende Naht, evtl. unter Einnähen eines Venenstreifentransplantats verschlossen. (Abb. 24.1 b).
3. Ist das Arteriensegment in Höhe der Fistel aneurysmatisch verändert, wird dieses exstirpiert und durch ein autologes oder alloplastisches Transplantat ersetzt. (Abb. 24.1 c)

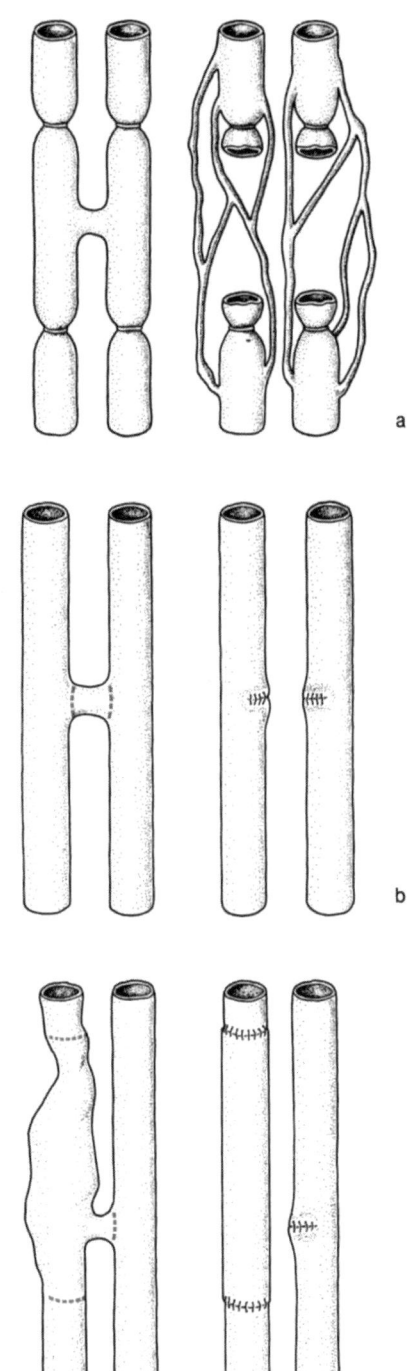

Abb. 24.1 a-c. Arterio-venöse Fistel. a Viererligatur. b Separationsmethode. c Exstirpation des aneurysmatischen Arteriensegmentes und Ersatz durch ein autologes oder alloplastisches Transplantat

25 Arterienverletzungen

95% aller Gefäßverletzungen kommen durch direkte Gewalteinwirkung (scharfes oder stumpfes Trauma) zustande. Indirekte Verletzungen der Arterien durch Überdehnung treten weitaus seltener auf. Während beim scharfen Gefäßtrauma in der Regel die arterielle Blutung im Vordergrund der klinischen Symptomatik steht, finden sich beim stumpfen Trauma meist die Zeichen einer peripheren Ischämie aufgrund einer arteriellen Thrombose.

Bei der indirekten Verletzung kommt es durch Überdehnung der Arterie zu einem Einriß der Intima und schließlich zur Strombahnverlegung durch eine Thrombose.

Operative Therapie der Arterienverletzungen:

1. Eine Gefäßunterbindung ist nur bei kleinen peripheren Gefäßen möglich: Im Bereich des Unterarmes und Unterschenkels kann eine der drei Hauptarterien unterbunden werden. Wenn jedoch zwei oder alle drei Hauptarterien durchtrennt sind, muß mindestens eines dieser Gefäße rekonstruiert werden.

2. Die Art der Rekonstruktion verletzter Arterien ist abhängig von der Form und Ausdehnung der Verletzungen:

a) Seitliche (laterale Naht) s. 17.2 oder 17.3)
b) End-zu-End Naht (s. 17.1)
c) Rekonstruktion mit einem Gefäßtransplantat (s. 18.2)

Bei kombinierten Verletzungen von Arterie und Vene erfolgt die Wiederherstellung der venösen Strombahn nach den gleichen Prinzipien wie die Rekonstruktion der Schlagadern. Zusätzliche Frakturen sollten vor der Strombahnwiederherstellung in Form der primären Osteosynthese stabilisiert werden.

Bei kombinierten Nervenverletzungen ist die primäre Nervennaht anzustreben. Nur wenn der Zustand des Patienten einen länger dauernden operativen Eingriff nicht zuläßt, sollte die Versorgung der Nervenverletzung in zweiter Sitzung durchgeführt werden.

26 Amputationen

26.1 Grenzzonenamputation

Unter dieser Form der Amputation versteht man die Abtragung nekrotischer Gliedmaßenabschnitte an der Grenze der nekrobiotischen Zone. Die Haut wird dabei nicht vernäht, sondern lediglich mit einigen Nähten adaptiert (Abb. 26.1.1).

26.2 Unterschenkelamputation

Lagerung
Distaler Unterschenkel und Fuß wird steril eingepackt (Sterntücher, Rektumsack). Das ganze übrige Bein wird steril abgewaschen und ab dem mittleren oberen Oberschenkeldrittel steril abgedeckt.

OP-Technik (Abb. 26.2).
1. Bildung des Hautlappens
2. Durchtrennen der Muskulatur (Skalpell, Amputationsmesser)
3. Blutstillung nicht elektrisch, sondern mit Peanklemmen (müssen immer in ausreichender Zahl vorhanden sein)
4. Durchtrennen der Knochen mit der Giglisäge (Abb. 26.2 a)
5. Abfeilen des Knochens

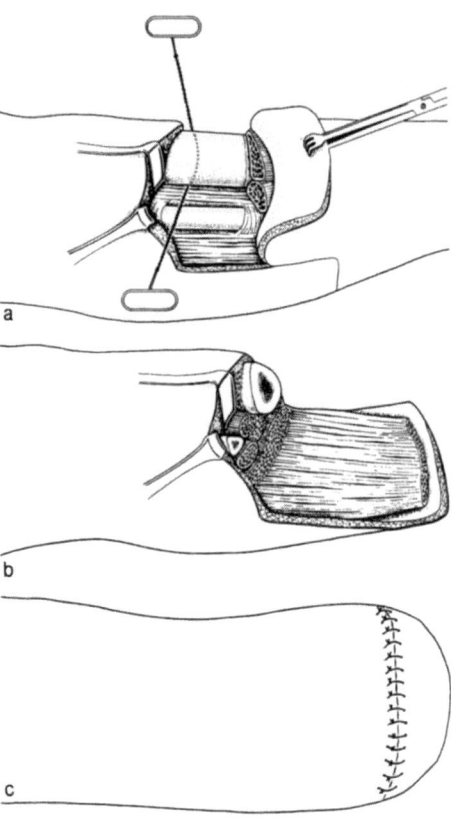

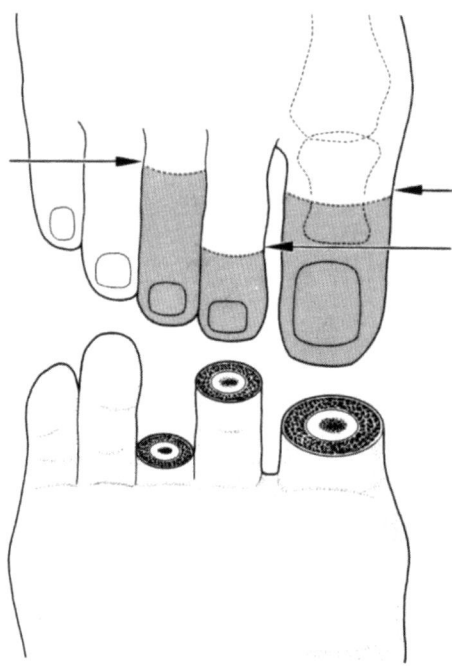

Abb. 26.1. Grenzzonenamputation

Abb. 26.2 a-c. Unterschenkelamputation. **a** Durchtrennen des Tibiaknochens mit der Gigli-Säge. **b** Verschluß der Muskelstümpfe. **c** Einzelknopf-Hautnähte

6. Die Gefäßstümpfe werden umstochen (2/0 S.)
7. Verschluß der OP-Wunde mit großen durchgreifenden Nähten (O-D) (Abb. 26.2 b)
8. Einlegen von Redondrainagen
9. Hautnaht (Abb. 26.2 c)
10. Stülpa-Verband.

26.3 Oberschenkelamputation

Lagerung
Oberschenkel und proximales Drittel des Unterschenkels werden steril abgewaschen. Unterschenkel und Fuß wird steril eingepackt (Sterntuch, Rektumsack)

OP-Technik

1. Bildung des Hautlappens
2. Durchtrennen der Muskulatur (Skalpell, Amputationsmesser)
3. Blutstillung durch Ligaturen
4. Durchtrennen des Knochens mit einer Knochensäge
5. Die Gefäßstümpfe werden mit Durchstechungsligaturen versorgt (2/0)

Spezieller Teil

Venenchirugie

27 Varikosis (= Varizen)

27.1 Varikosis der Vena saphena magna

Als Methode der Wahl gilt die Venenexhairese
(Stripping mit der Babcock-Sonde).
Rückenlagerung mit erhöhten Fußschienen, so
daß die Füße über das Herzniveau zu liegen
kommen (Abb. 27.1). Damit wird der venöse
Druck vermindert und somit der Blutverlust
gering gehalten. Steril abgewaschen wird das
gesamte Bein. Der Fuß wird nach dem Abwaschen mit zwei sterilen OP-Handschuhen versehen (Abb. 27.2).

OP-Technik
1. Freilegen der Vena saphena magna proximal
   an der Einmündungsstelle zur Vena femoralis
   (Abb. 27.2 a).
2. Ligatur der Seitenäste (3/0 D).

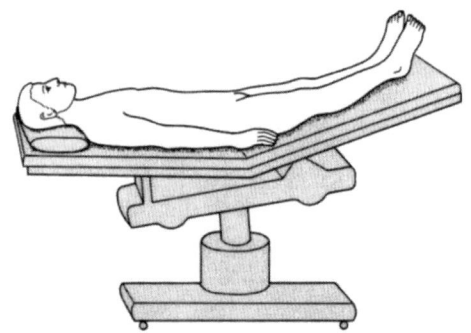

Abb. 27.1. Lagerung mit erhöhten Fußschienen zur
Venenexhairese nach Babcock bei Varicosis der vena
saphena magna

3. Freilegung der Vena saphena magna über
   dem Innenknöchel.

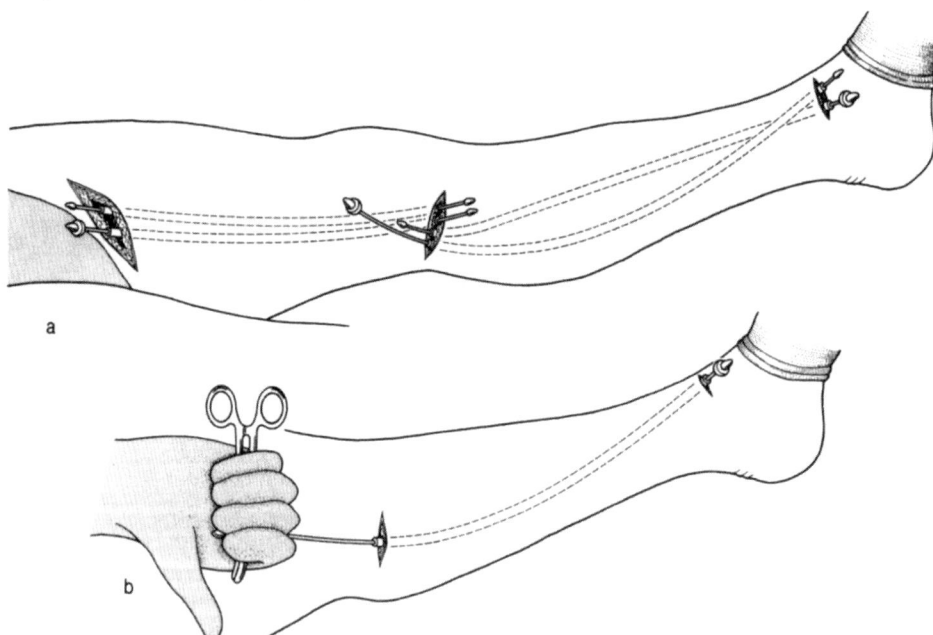

Abb. 27.2 a und b. Venenexhaires nach Babcock. **a** Einführen der Babcocksonden. **b** Exstirpation der varikösen
Venen durch Herausziehen der Sonden

4. Nach Ligatur der Seitenäste Vorschieben einer Babcocksonde.
5. In der Regel sind nun weitere Hautinzisionen notwendig.
6. Exhairese der Vena saphena magna (Abb. 27.2 b).
7. Subkutan-Hautnähte.
8. Elastischer Bindenverband im Bereich des Unter- und Oberschenkels.

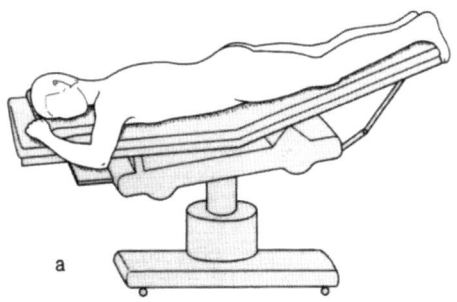

27.2 Varikosis der Vena saphena parva

Bauchlagerung mit erhöhten Fußschienen (Abb. 27.3 a). Sterile Abdeckung s. 27.1.

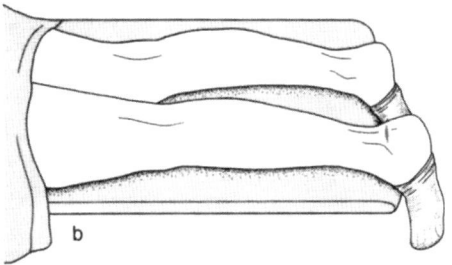

OP-Technik
1. Freilegung der Vena saphena parva am hinteren Abschnitt des Außenknöchels (Abb. 27.3 b).
2. Freilegung der Vena saphena parva im Kniekehlenbereich an der Einmündungsstelle zur Vena poplitea. (Abb. 27.4).
3. Exhairese der Vene.
4. Schichtweiser Wundverschluß.

Abb. 27.3 a und b. Varikosis der vena saphena parva. a Bandlagerung mit erhöhter Fußschiene. b Sterile Abdeckung mit zwei Handschuhen

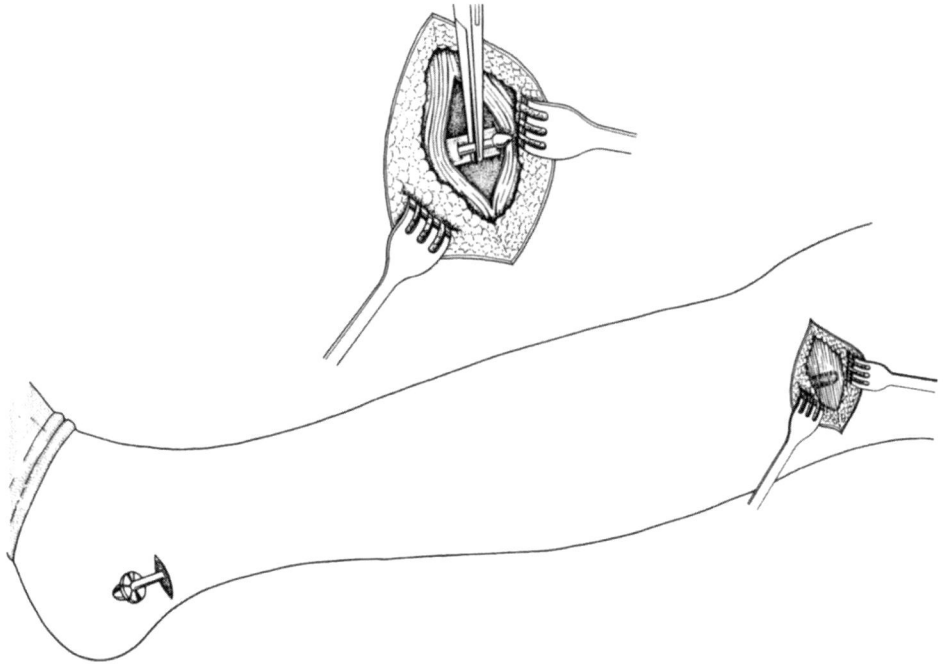

Abb. 27.4. Varikosis der vena saphena parva. Freilegung der vena saphena parva im Kniekehlenbereich an der Einmündungsstelle zur vena poplitea

28 Akute tiefe Venenthrombose

Eine chirurgische Therapie kommt in der Regel nur bei der akuten tiefen Beckenvenenthrombose in Frage.

Lagerung
Rückenlagerung mit abgeknickten Beinschienen. Zur Thrombektomie wird der gesamte OP-Tisch in eine 40° Steilstellung gebracht, um durch die damit erzielte hydrostatische Venendruckerhöhung eine Thromboseverschleppung zu verhindern.

OP-Technik
1. Zugangsweg wie bei der arteriellen transfemoralen Embolektomie (s. 20).
2. Die Vena femoralis communis, profunda und superficialis werden getrennt angeschlungen; ebenfalls die Vena saphena magna und weitere Seitenäste.
3. Nach der Venotomie zunächst Vorschieben eines Okklusionskatheters zur Blockierung der Vena cava inferior (Abb. 28.1).
4. Thrombektomie mit dem Venenfogartykatheter
5. Auswickeln des Beines mit steriler elastischer Gummibinde
6. Verschluß der Venotomie (5/0)

7. Schichtweiser Wundverschluß unter Einlegen einer Redondrainage
8. Nach der OP Wickeln des gesamten Beines mit einer elastischen Binde.

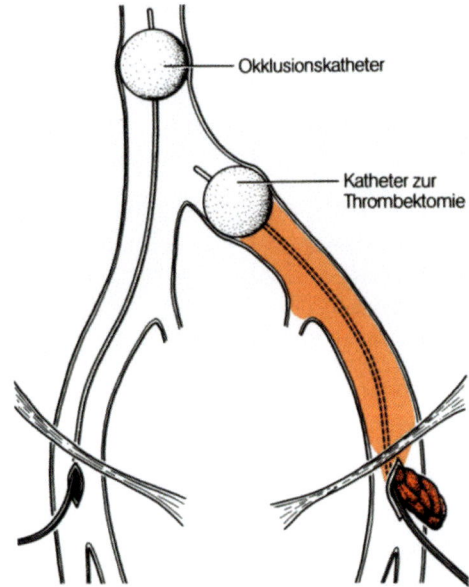

Abb. 28.1. Akute tiefe Beckenthrombose. Venöse Thrombektomie

29 Phlegmasia coerulea dolens

Pathogenetisch handelt es sich primär um eine Thrombose der tiefen und oberflächlichen Bekken- und Beinvenen, Sekundär kommt es durch mechanische Kompression und durch Erhöhung des Kapillarwiderstandes zu einem arteriellen Verschluß.

Therapie

Thrombektomie: (s. akute tiefe Venenthrombose 28)

30 Chronischer Beckenvenenverschluß

Bei chronischem isoliert einseitigem Verschluß der Beckenvenen gilt als Methode der Wahl der sapheno-femorale Bypass (Palma, 1960).

Das Prinzip besteht in der Umgehung des einseitigen Beckenvenenverschlusses durch Umleitung des gesamten Femoralvenenblutes mit Hilfe der kontralateralen Vena saphena magna über die offene Beckenvene (Abb. 30.1).

Lagerung
Rückenlagerung, wobei das Bein auf der gesunden Seite bis in Höhe des Kniegelenkes steril abgewaschen wird, da diese Seite zur Freipräparation der Vena saphena magna dient.

OP-Technik
1. Freilegung der Femoralvene auf der erkrankten Seite
2. Mobilisierung der Vena saphena magna auf der gesunden Seite
3. Durchziehen der Saphena magna suprasymphysär
4. End-zu-Seit-Anastomose von Vena saphena magna und Femoralvene
5. Naht der Anastomose mit 5/0 Doppelnadel

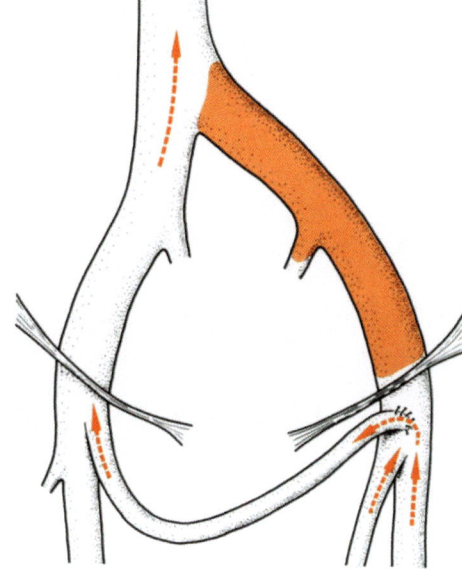

Abb. 30.1. Chronischer Beckenvenenverschluß. Operation nach Palma: Umgehung des einseitigen Beckenverschlusses durch Umleitung des Femoralvenenblutes mit Hilfe der kontralateralen vena saphena magna über die offene Beckenvene

31 Prophylaktische Venensperre bei Lungenembolie

Eine vollständige oder partielle Sperre der Vena cava inferior unterhalb der Nierenveneneinmündungen wird als prophylaktische operative Maßnahme zur Vermeidung einer Lungenembolie angewandt.

Lagerung
Geringe Seitenlagerung von 30°. Die Freilegung der Vena cava inferior erfolgt retroperitoneal.

OP-Methode

31.1 Vollständige Ligatur der Vena cava inferior

Die Ligatur wird wegen der hämodynamischen Folgen für die untere Extremität, wie Ödeme, Hautreizungen, Ulcerationen praktisch nicht mehr durchgeführt.

31.2 Partielle Ligatur (= Plicatur, der Vena cava inferior = Anlegen von Fältelungsclips um die Hohlvene

Die Bildung eines Filters durch Plikation eines Kunststoffclips ist hämodynamisch günstiger als die Venenligatur. Die Clips werden quer um die Hohlvene gelegt und die mobilen Enden durch Ligatur oder eine Verschlußleiste adaptiert. (Abb. 31.1).

31.3 Intraluminale Verlegung der Vena cava inferior durch Schirmfilter

Der Schirmfilter dient zur Vorbeugung von Lungenembolien durch Verlegung der Vena cava inferior. Die Vorteile des Schirmfilters liegen in einer Verminderung der OP-Sterblichkeit durch:

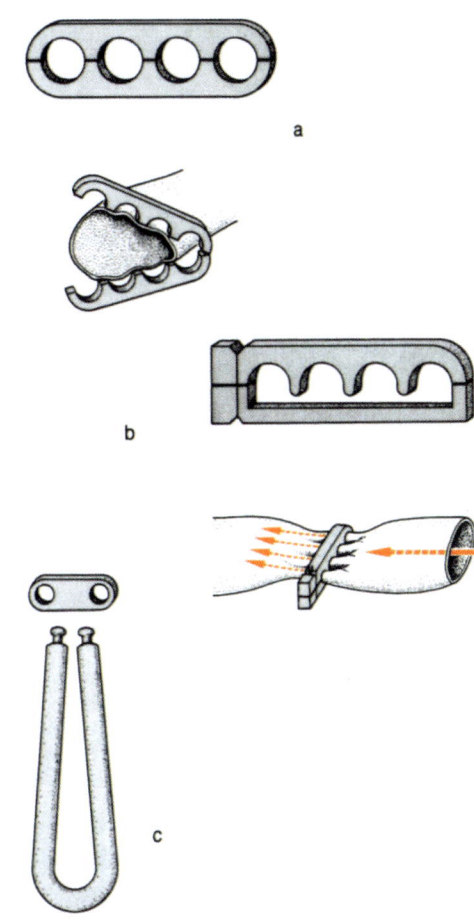

Abb. 31.1 a-c. Plikation der vena cava inferior mit Kunststoffclips. **a** Methode nach Wheeler. **b** Methode nach Adams-De-Weese. **c** Methode nach Moretz

1. Lokalanaesthesie

2. Vermeidung eines größeren chirurgischen Eingriffes

3. Verkürzung der OP-Dauer

Prinzip

Der Filter befindet sich in zusammengefaltetem Zustand in einem Applikator, der durch eine Inzision in die rechte Vena jugularis interna eingebracht und unter Röntgenkontrolle bis zu einem Punkt unterhalb des Zuflusses der Nierenvenen vorgeschoben wird. Nach Ausstoßen aus dem Applikator setzt sich der Filter von selbst in der Wand der unteren Hohlvene fest. Danach wird der Applikator entfernt. (Abb. 31.2).

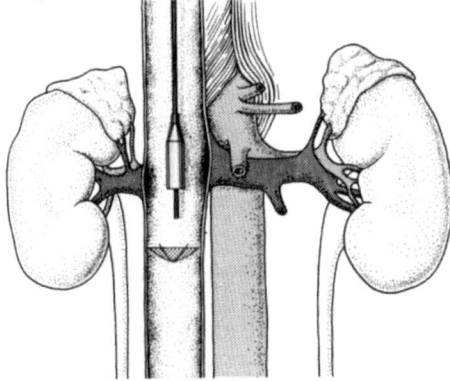

Abb. 31.2. Schirmfilter nach Mobin-Uddin. Der Filter sitzt nach Ausstoßen aus dem Applikator in der Wand der unteren Hohlvene fest

OP-Technik

In Lokalanaesthesie Hautinzision an der rechten Halsseite supraklavikulär. Freipräparation der Vena jugularis interna. Anschlingen der Vene. Die den zusammengelegten Schirm enthaltende Kapsel (Abb. 31.3) wird durch eine Venenöffnung in die Vena jugularis interna eingeführt und in die Vena cava inferior vorgeschoben. Wenn die Spitze der Kapsel auf die Mitte des dritten Lendenwirbels zeigt, wird die Stellschraube von der Sonde gelöst und 2 cm in Richtung auf das proximale Ende der Sonde, weg vom Luerspritzenansatz zurückgezogen und wieder befestigt. Nach weiterem Vorschieben der Sonde mit der Stellschraube springt der Filter aus der Kapsel, öffnet sich und setzt sich fest. Der Filter wird permanent verankert, indem man die Sonde leicht aber fest nach oben zieht unter gleichzeitigem Druck auf den Applikator nach unten. Die Spitzenenden des Filters dringen dabei in die Gefäßwand der unteren Hohlvene ein. Die Sonde wird dadurch vom Filter abgeschraubt. Der Applikator wird dann wieder aus dem Körper entfernt und die Inzision verschlossen.

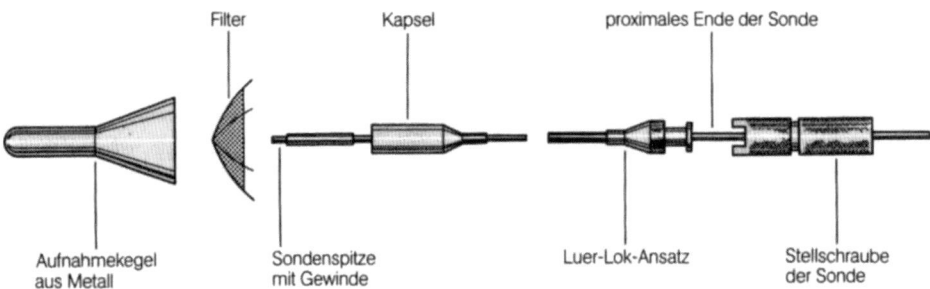

Filter · · · Kapsel · · · proximales Ende der Sonde

Aufnahmekegel aus Metall · · · Sondenspitze mit Gewinde · · · Luer-Lok-Ansatz · · · Stellschraube der Sonde

Abb. 31.3. Einzelteile des Schirmfilters nach Mobin-Uddin

32 Literatur

1. Cooley, D. H.; Norman, J. C.: Techniques in Cardiac Surgery, Houston: Texas Medical Press. 1975
2. Derra, E., Birks, W.: Handbuch der Thoraxchirurgie Bd. I, II, Berlin, Heidelberg, New York: Springer 1976.
3. Hurst, J. W.: The Heart, New York: Mc Graw-Hill 1974.
4. Sabiston, D. C.: Textbook of Surgery, Philadelphia Saunders 1972
5. Vollmar, J.: Rekonstruktive Chirurgie der Arterien. Stuttgart: Thieme 1978.

33 Sachverzeichnis

Printed by Amazon Italia Logistica S.r.l.
Torrazza Piemonte (TO), Italy

38719367R00067